CONOZCA SU CACA

Y LO QUE DICE DE SU SALUD

Dr. Adrian Schulte

Conozca su caca
y lo que dice de su salud

URANO
Argentina – Chile – Colombia – España
Estados Unidos – México – Perú – Uruguay – Venezuela

Título original: *Alles Scheisse!? – Wenn der Darm zum Problem wird*
Editor original: Scorpio Verlag GmbH & Co. KG, München
Traducción: Isabel Romero Reche

1.ª edición Octubre 2017

Las informaciones y orientaciones de este libro han sido elaboradas y comprobadas con el mayor esmero por parte del autor y la editorial. Sin embargo, no sustituyen nunca el consejo médico. Por esta razón, invitamos al lector a decidir por propia iniciativa si pone en práctica las sugerencias de este libro y en qué medida. El autor y la editorial quedan eximidos de cualquier responsabilidad que pueda derivarse de perjuicios personales, materiales o patrimoniales.

ISBN: 978-84-7953-995-5
E-ISBN: 978-84-16990-58-0
Depósito legal: B-16.254-2017

Fotocomposición: Ediciones Urano, S.A.U.

Impreso por Rodesa, S.A. – Polígono Industrial San Miguel Parcelas E7-E8
31132 Villatuerta (Navarra)

Impreso en España – *Printed in Spain*

Índice

Prólogo

A todos nos gusta empezar el día con el ánimo despejado y pletóricos de vitalidad; queremos estar sanos y ser jóvenes para siempre. Sin embargo, la realidad suele ser muy distinta y, sencillamente, nos sentimos hechos una caca.

La gente de hoy, moderna y de mente abierta, trata de remediar esta situación apostando por un estilo de vida sano y sostenible, sobre todo en materia de nutrición, tema del que los medios de comunicación se ocupan ampliamente. Ese es el motivo de que los alimentos que se hayan reconvertido en palabras clave se vean como tendencias y curas, y también de que, cada cierto tiempo, unos sean elogiados y otros repudiados. Y, entretanto, olvidamos que en el centro de nuestro cuerpo se aloja un poderoso órgano responsable de digerir y metabolizar todo cuanto comemos.

El intestino, llamado también el segundo cerebro, es un órgano fascinante que casi siempre trabaja de forma independiente; por lo tanto, sería conveniente ganarse su amistad. No pocas veces se convierte en nuestro enemigo porque le escatimamos cuidados y porque sabemos muy poco acerca de cómo tratarlo. Si tenemos presente el número de personas que sufren estreñimiento, cáncer de colon, diverticulosis, inflamaciones intestinales o colon irritable, es evidente que a nuestro intestino no le va bien. Apenas hace veinte años, estas enfermedades eran propias de la vejez; en cambio, hoy en día afectan a casi todos los grupos de edad.

Además, ¿cómo podemos sacar conclusiones sobre la salud intestinal cuando ni siquiera la defecación diaria, que tanta tranquilidad depara a muchos, es un criterio válido realmente? En los últimos años, la ciencia ha demostrado que un intestino enfermo está asociado a la aparición de numerosas enfermedades de la civilización occidental, como las de tipo cardiovascular y el cáncer. Pero aún hay más, porque también la mente y la columna vertebral sufren cuando el intestino no funciona bien.

Entretanto, son muchas las personas desorientadas: ven los componentes alimenticios y los gérmenes intestinales como una amenaza y confían en la aparición milagrosa de una pastilla para acabar con sus males. Las investigaciones en este terreno han concluido que la salud de nuestro intestino y de su flora depende, sobre todo, de cómo y qué comemos. Existen muchos alimentos que pueden lastimarlo, en especial si ya está débil. Pero ¿qué debilita nuestro intestino? ¿Cómo podemos mejorar su estado?

En los últimos cien años, nuestra conducta ante la comida ha experimentado cambios sustanciales que han afectado a la salud. Hace mucho tiempo que me dedico a indagar si existe la posibilidad de que hayamos olvidado cómo debemos tratar a nuestros intestinos, hasta el punto de ponernos en una situación de riesgo.

Fui un niño de los años sesenta; mi madre era psicóloga y mi padre naturópata. Se podría decir que mi relación con la medicina se remonta a mis días de cuna. Y el mundo parecía estar en orden, al menos con relación a la alimentación. Las hortalizas eran de nuestro propio huerto; comíamos carne o pescado dos veces a la semana e íbamos a buscar la leche a una granja cercana. No obstante, siempre me fascinó la gran barriga de mi padre, el tragón más rápido que he conocido en toda mi vida, y, por supuesto, por aquel entonces nunca habría relacionado su abdomen con un intestino enfermo.

Durante mi época de estudiante me alimenté de hamburguesas y pasta. Por un lado, mi escasa experiencia en la cocina justificaba la elección; y por otro, no podemos obviar que la comida rápida era toda una novedad. No obstante, después de la primera clase de anatomía en la que diseccionamos un cadáver, como era incapaz de disipar mis dudas respecto a la carne que llegaba a mi plato en el comedor universitario, me hice vegetariano durante casi dos años.

Al término de mis estudios en medicina, realicé una especialización en enfermedades tropicales en Londres. Así fue como me enteré de que, en las regiones tropicales, las enfermedades de la civilización sencillamente avanzan por la influencia de la alimentación occidental en su dieta. Y porque nuestro intestino está acostumbrado a un determinado patrón nutricional desde hace milenios. En aquel momento comprendí que la repentina modificación de los hábitos alimenticios propicia ciertas enfermedades que surgen al desacreditar hasta tal extremo el modelo de alimentación tradicional que termina erradicado. El tema había despertado mi interés.

Esto fue seguido de otra formación como facultativo naturópata y la propuesta de asumir la dirección médica en un centro de salud especializado en la regeneración del intestino, según el método del médico austriaco Franz Xaver Mayr, cuyo trabajo siempre estuvo enfocado en la mejora funcional del tracto digestivo.

Así, tuve la oportunidad de constatar que el intestino influye de forma considerable en nuestro estado de salud. Desde entonces, he sido testigo de cómo mejoraban o se curaban enfermedades que, a primera vista, no parecían tener relación alguna con este órgano. En este campo he hecho acopio de todo cuanto he aprendido durante veinte años, a lo largo de los cuales he ejercido mi profesión con éxito.

He escrito este libro con el objetivo de poner a tu alcance los conocimientos necesarios para que encuentres la manera de volver a alimentarte de forma saludable por tus propios medios. En una época en la que el sistema digestivo humano está sobrecargado por una oferta casi inabarcable de alimentos —buena parte procesados— y en la que solemos comer demasiado, a toda velocidad y demasiado a menudo, es oportuno recordar los fundamentos de una alimentación saludable. Sin duda alguna, será más útil que encadenar un riguroso régimen nutricional tras otro para luego constatar que nuestro intestino se resiente de nuestras malas decisiones.

Veremos qué sucede exactamente en el estómago durante la digestión y cómo se puede influir en ese asombroso proceso para beneficiar la salud mediante una conducta apropiada con respecto a la comida. Ir al baño es toda una experiencia. De ahora en adelante, el color, el olor y la textura de tus deposiciones serán un indicador del funcionamiento de tu sistema digestivo.

Prescindir de determinados alimentos es un recurso que en realidad solo beneficia a unas cuantas personas. La mayoría apenas debe prestar atención a su calidad y cultivar el sentido de la proporción. Por ejemplo, los buenos productos lácteos no son perjudiciales para todo el mundo mientras se consuman en cantidades adecuadas, del mismo modo que tampoco un buen pan es un veneno para cualquiera. Solo porque las muletas presten auxilio a alguien con una pierna rota, no significa que todos debamos caminar obligatoriamente con ellas.

Conviene que sepas cuáles son las enfermedades en las que el intestino está involucrado desde el principio y cómo interviene en el proceso.

Sin embargo, no es mi intención ahondar en el lado negativo de los trastornos intestinales, sino dar a conocer unos sencillos recursos para tener bajo control los problemas digestivos, que se resumen en dos, a saber, una conducta idónea ante la comida y un plan para poner en forma el intestino en 10 días. Este programa de salud me ha brindado grandes alegrías profesionales a lo largo de más de veinte años de experiencia en el diagnóstico y la terapia según F. X. Mayr. Además de que el órgano se apacigua y recibe los cuidados oportunos, este método se revela como la forma ideal de tener un intestino gozoso y prevenir enfermedades.

Ante todo me daría por satisfecho si, tras la lectura de este libro, eres capaz de decidir qué alimentos te convienen y cuáles te conviene evitar, sencillamente porque no los digieres bien, te provocan flatulencias o convierten tu deposición en una masa apestosa. A menudo basta con masticar de forma apropiada. Para que te resulte más fácil, he evaluado los alimentos más comunes según su digestibilidad.

Ciertamente, la alteración de los hábitos alimenticios, así como las cambiantes ofertas y continuas recomendaciones nuevas —muchas de ellas bastante contradictorias—, son razones suficientes para confundir a cualquiera. Mi deseo es ayudarte a averiguar por ti mismo las necesidades de tu segundo cerebro y de tu salud en general, al margen de los incendiarios e irritantes debates acerca de los intestinos y la nutrición. Este libro está basado en las experiencias que he vivido en la consulta y en innumerables conocimientos científicos sobre este tema. Sin embargo, he tratado de ser comedido en cuanto a la aportación de referencias con el fin de no entorpecer la fluidez de la lectura. Las fuentes y la bibliografía se encuentran en el anexo.

Oh, bonita caca...
La importancia del producto

Los esquimales usan veinte palabras distintas para describir la nieve. Nosotros nos hemos evitado esa complicación. Ahora bien, si viviéramos con tanta nieve como ellos o dependiéramos de algún modo de este elemento en la vida cotidiana, seguro que contaríamos con el mismo número, por lo menos. Cualquier esquiador confirmaría mis palabras. El repertorio empieza con el *aguanieve* (¡menuda faena sería salirse ahora de la pista!) y termina con la *nieve polvo*. Evidentemente, los esquimales son mucho más específicos. Pero, en latitudes más cálidas, estas generalidades son admisibles.

En cambio, para dar nombre a nuestra propia caca utilizamos bastantes menos. Hay unas cuantas, de eso no hay duda, pero cabe preguntarse si acaso todas ellas definen exactamente lo mismo, habida cuenta de las muchas variaciones de una sustancia que, aunque resulte difícil de creer, es un indicador fiable de nuestro estado de salud.

También cambia su color, que abarca desde los tonos amarillentos hasta incluso el negro, pasando por todas las gamas de marrón. En cuanto a su consistencia, puede ser acuosa, líquida, blanda, pastosa, hasta muy dura. Fina como un lápiz, en forma de bolitas como la de las ovejas o como una auténtica salchicha. Además de pegajosa, viscosa, sanguinolenta, y estoy seguro de que siempre habrá alguien a quien se le ocurra algún calificativo más, ¿o acaso no es así? Sin embargo, muy pocos se han parado a pensar que, a partir de nuestras cositas, podemos deducir la salud del órgano que nos nutre y cuya importancia difícilmente supera a ningún otro: el intestino.

Con nuestros amigos de cuatro patas demostramos mucha más sensibilidad. Supongamos que un día cualquiera sucede lo siguiente: nuestro «casi» mejor amigo —o, para ser más exactos, el mejor amigo de cuatro patas— defeca un montículo de caca pastosa en la acera. Qué le vamos a hacer, hay que apechugar con las circunstancias. Así que nos enfundamos la bolsa de plástico en la mano y comprobamos si hay algún pedazo sólido que podamos desalojar. Ni que decir tiene que si esto nos ocurre a nosotros —al margen de que el producto sea o no pastoso—, bastaría con pulsar un botón o tirar de la cadena para acabar con el problema. ¡Cuánto desearíamos tener cerca ese botón cuando nos encontramos ante el montículo blando de nuestro mejor amigo!

Lo primero es mirar, por si hay testigos. «¡El perro no es mío, mi mejor amigo no es mío!» «Es la primera vez que lo veo.» Además, con un poco de suerte, iba sin correa. El siguiente paso será cruzar al otro lado de la calle sin llamar la atención. ¿Y después? ¿Pedir hora en el veterinario, tal vez? Mi mejor amigo puede tener una gastroenteritis o gusanos, o ambas cosas, e incluso algo peor. Hace unos días que el pelo no le brilla como de costumbre. Está claro que, o bien le sienta mal la comida, o bien se resiente de los intestinos. Por suerte, es nuestra mascota, porque, si se tratara de nosotros, intentaríamos resolver el problema cambiando de champú. Y ni siquiera se nos pasaría por la cabeza la idea de una afección digestiva.

Ahora imaginemos que nuestro amigo de cuatro patas se ha ensuciado los cuartos traseros mientras hacía sus cositas y, por lo tanto, debemos limpiárselos con un rollo de papel higiénico que —como la bolsa de plástico—, por suerte, no hemos olvidado.

Dado el caso, también a las pocas horas estaríamos sentados con nuestro amigo en la sala de espera del veterinario. No solo porque asearlo nos ha puesto los nervios de punta, sino porque tendríamos la certeza de que no le funcionan bien los intestinos.

Quizá nuestro amigo ha excretado una materia fecal tan hedionda que durante una hora era imposible caminar por la acera. Afortunadamente, llevábamos el espray desodorante en aerosol y, después de eliminar los excrementos como es debido, hemos podido neutralizar el mal olor de los residuos que han quedado adheridos en la vía pública. Y luego, rumbo al veterinario, en efecto.

Además, si no nos preocupamos nosotros, el servicio de protección de animales se nos presentaría en la puerta por no ser responsables de la salud de nuestros amigos de cuatro patas.

Sin embargo, este procedimiento no se aplica a las personas. No conocemos nuestro intestino ni advertimos sus señales, ni tan siquiera sabemos que está lastimado, a menos que una obstrucción intestinal nos obligue a salir disparados hacia el hospital.

Un breve repaso por la historia del retrete

Los primeros inodoros se patentaron a mediados del siglo XIX en Norteamérica y enseguida llegaron a Europa a través de Inglaterra. Con este invento prácticamente se fue al traste la posibilidad de deducir la salud intestinal a partir de nuestras deposiciones. Flota o apesta; flota y apesta. Con los modelos de sanitarios al uso no se puede obtener más información. Posiblemente, uno de los argumentos de su inventor fuera evitar que los hediondos excrementos que es capaz de evacuar un intestino enfermo estuvieran en contacto con el aire apenas una fracción de segundo antes de disiparse en el éter. No obstante, pese a la brevedad de este intervalo, la aparición de ambientadores, desinfectantes y pastillas de olor ideados para el interior del inodoro ha aumentado de forma incansable. Me pregunto por qué a nadie le parece extraña toda esa parafernalia. En los países de habla alemana, el váter de plataforma plana ha perdurado durante más tiempo. En este, la materia fecal se ve y se huele antes de desaparecer con una cascada de agua por la canalización. ¡Solo existe en estos países! En el sector de los sanitarios, a uno lo miran con extrañeza si se le ocurre pedir un inodoro de estas características, pero todavía se fabrican. Y así debe ser.

Además de que facilita la revisión diaria del color, la consistencia y el olor, también resulta útil para tomar una muestra de las heces cuando es preciso realizar un análisis médico más minucioso. Si empleamos un inodoro de cuenco hondo, ¿cómo vamos a acceder a la materia fecal que a continuación deberá distribuirse en diferentes tubitos con una espátula? Aunque resulte algo disparatado, y dado el caso, a uno no le quedaría más remedio que tender una larga tira de papel higiénico de izquierda a derecha del asiento, a modo de puente colgante sobre el Amazonas, y tratar de dar en el blanco, que no es poco.

Cuando el inodoro de cuenco profundo no nos ayuda, queda la posibilidad de recurrir al papel higiénico para saber algo sobre la salud intestinal. Sería estupendo no necesitarlo. Todos hemos conocido esa sensación en algún momento, aunque no suele darse demasiado a menudo. Pero, cuando ocurre, nos sentimos verdaderamente bien, como si el mundo estuviera en orden. Un intestino grueso intacto recubre las heces con una capa de moco para que el ano no se ensucie, y, en el caso de nuestro amigo de cuatro patas, damos por supuesto que así debe ser.

Cada persona consume unos quince kilos de papel higiénico por término medio al año y nos parece lo más normal del mundo. Quizá se nos pase por la mente la selva tropical, pero ¿nuestra propia salud?, en eso no pensamos.

Tal vez en un futuro próximo ni siquiera esté disponible el papel higiénico, a pesar de que aún nos ofrece importante información sobre nuestra salud intestinal (basta pensar en las trazas de sangre), por la sencilla razón de que los sofisticados procedimientos de enjuague e irrigación están conquistando el mercado. Muy a menudo, solo de este modo se consigue una perfecta higiene de la zona anal.

Pero vayamos al meollo del asunto: ¿Cómo distinguiremos una deposición excretada por un intestino sano? ¿Cómo debe oler? ¿Y cuál debería ser su forma?

La mayor parte de la gente no tiene la más remota idea. Solo mira el interior del retrete cuando va a vomitar.

Ninguna otra excreción corporal nos da tanto asco como una deposición y, en realidad, no es para tanto. Voy a describir su contenido. Tal vez el hecho de comprender mejor de qué consta te ayude a evitar esa sensación tan desagradable.

Una parte se compone de residuos alimenticios que no podemos digerir y que no han sido afectados por los procesos bacterianos propios del intestino. Una dieta rica en fibra aumenta esta proporción y, en consecuencia, también la cantidad de heces.

También encontramos mucosa muerta, puesto que se renueva constantemente, como sucede con la piel. La superficie de mucosa que recubre el intestino ocupa 300 m². La del intestino delgado, en concreto, se renueva cada dos o tres días. Nada menos que una cantidad equivalente a 300 m² de mucosa desaparece por el inodoro con asiduidad. A todo esto, cuando el intestino se inflama o se irrita, segrega aún más mucosa, como sucede con una quemadura solar en la espalda, donde la piel se renueva más deprisa hasta el extremo de desprenderse a tiras. Y entonces aumenta la materia fecal, así que evacuamos más.

Otro de los componentes son las bacterias: vivas y muertas. Si empezáramos a buscar a nuestro alrededor equipados con un microscopio, constataríamos que hay bacterias por doquier: en la mesa, la silla, el suelo, sencillamente, en cualquier sitio, y suponen una buena tercera parte de los residuos digestivos que defecamos. El intestino grueso —que casi pertenece al mundo exterior y por eso fomenta el crecimiento de gérmenes— está colonizado por grandes cantidades de bacterias y hongos.

Así pues, la mucosa muerta, las bacterias y los restos de alimentos no digeridos conforman «eso» que hacemos desaparecer sin mirar ayudados de un tanque de agua. Si nuestra digestión es saludable no hay razón para que dé asco, y tampoco huele. Solo resulta repugnante cuando el intestino no funciona bien y los procesos de fermentación y putrefacción convierten las deposiciones en una masa más o menos sólida y pegajosa que despide un olor nauseabundo.

En cuanto al color, hay muchas variaciones saludables; todo depende de los alimentos que hayas ingerido. Desde el marrón claro al oscuro, pasando por las tonalidades verdosas fruto de una comida a base de espinacas, el rojizo que confiere la remolacha roja o incluso el negro, producido por una morcilla. Pero atención: unas heces verdes sin la espinaca, rojizas sin remolacha o negras sin haber comido morcilla son claros indicios de una afección grave.

Por el olor se sabe enseguida cuándo algo no va bien; de hecho, la deposición casi no debería oler. ¡Si desprende un olor agrio, fétido o putrefacto no es saludable en absoluto! Su consistencia también nos aportará información. Una caca muy dura y tuberosa es tan poco normal como una acuosa o muy blanda.

La frecuencia con la que defeca una persona es el único criterio por el que se determina la salud del intestino. Y es un error. Cinco veces diarias es excesivo y una vez a la semana insuficiente. Sería idóneo ir al baño una vez al día por la mañana y hasta dos veces también, siempre que las heces sean normales, según las características ya mencionadas.

Ahora supongamos que eres una de esas pocas personas con un intestino feliz: tu deposición es regular, está bien formada, casi no huele y echas mano del papel higiénico solo porque te divierten los chistes impresos en el mismo, o porque te encanta su estampado floral. Si es así, puedes dejar este libro tranquilamente y hacer cualquier otra cosa interesante.

No obstante, quizás haya alguien en la familia o en tu círculo de amigos que no tenga la misma suerte y te gustaría darle unos buenos consejos o, sencillamente, quieras saber cuál es el problema de tu compañero de trabajo, porque hace unos días entró en el lavabo un poco antes que tú y, durante la media hora siguiente, te sentiste como si hubieras sido víctima de un ataque con gas tóxico. En cualquiera de estos casos, deberías continuar con la lectura.

El proceso digestivo se puede comparar con una línea de montaje de cualquier fábrica. En cada sección del ciclo hay uno o más trabajadores, y las heces serán aquí el producto acabado.

Cuando todo va bien en la fábrica, el resultado es un producto de calidad. Por el contrario, si es defectuoso de alguna manera, será necesario dirigirse al fabricante y averiguar en qué punto concreto de la cadena se ha producido el desaguisado. Pues bien, este es precisamente el viaje que desearía emprender contigo. Vamos a identificar algunos fallos que podrán subsanarse con métodos sencillos, y otros más complicados para los que deberemos considerar la asistencia médica. Incluso habrá algunos que requieran exámenes clínicos y asesoramiento por parte de facultativos especialistas.

Con el fin de facilitar el acercamiento a los aspectos generales del tracto digestivo que se abordan en el siguiente capítulo, será útil observar la ilustración con detenimiento.

TRACTO DIGESTIVO

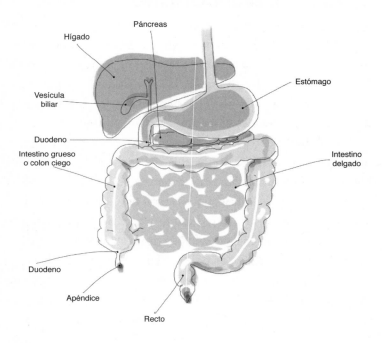

1
Guía para conocer la ruta de la digestión

Oler, saborear, masticar: hábitos que han caído en desuso

El gusto y el olfato

Para proporcionar a nuestras células la energía que necesitan debemos alimentarnos. Probablemente, a un gastrónomo le suene poco convincente esta afirmación y sería una lástima reducir la comida a un imperativo meramente físico, pero en el fondo la pulsión de vida no consiste más que en eso.

Ahora bien, cuando se trata de saber qué nos sienta bien o mal nos dejamos guiar por nuestros sentidos; y, de la misma manera, también son ellos los que deciden si compramos algo o no.

En los países de habla alemana, la mayoría de las veces la vista es el órgano decisivo, mientras que en los mediterráneos a menudo interviene también el sentido del tacto y el olfato. Compramos y comemos frutas y hortalizas de mejor calidad cuando permitimos que nuestro centro de control cerebral acceda a toda la información disponible a través de los sentidos. En Francia, se aprende a degustar los alimentos en el colegio. *Les classes du goût* están incluidas de forma permanente en el plan escolar, de tal manera que incluso los más pequeños entrenan los sentidos de la vista, el tacto, el gusto y el olfato con el objetivo de que más adelante puedan comprar y disfrutar de los productos alimenticios. Por el contrario, en otros lugares de la geografía, quien toca u olisquea las hortalizas o las frutas antes de pagar hace pocos amigos entre los tenderos. De hecho, es la prueba infalible de que un tomate cosechado sin madurar en otras latitudes, y tras un largo camino hasta nuestros mercados, no huele a nada. Si aun así decides llevarte esos tomates a casa, a su debido tiempo comprobarás que en cuanto al gusto tampoco son gran cosa.

Cuando se prepara un plato a base de tomates, al olor que desprende se suma el sabor. Unas 10.000 papilas gustativas nos ayudan a realizar la valoración oportuna, muchas más de las que posee cualquier otro animal. Los gatos apenas tienen quinientas y, además, son carnívoros. No se les ocurriría ingerir raíces, hortalizas, setas o cereales; y, por su forma de alimentarse, tampoco necesitan papilas para distinguir si les benefician o no. Es más, los gatos poseen un órgano olfativo muy desarrollado y lo ejercitan antes de saborear nada. Si pones un alimento podrido ante el hocico de un gato, lo olisqueará con desprecio y se irá. Nos ahorraríamos más de una intoxicación alimentaria si hiciéramos más uso de nuestra nariz. Piensa que un mejillón, una ostra podrida o la carne en mal estado huelen.

El olfato y el gusto van íntimamente ligados. Seguro que conoces la sensación de no oler bien por culpa de un resfriado, y solo por eso habrás disfrutado de la comida a medias. Si te tapas la nariz cuando comes, difícilmente podrás saborear los alimentos.

Pero ¿cómo conseguir que las papilas gustativas deleiten a nuestro paladar con la más amplia gama de sabores? Para saber apreciar el sabor de cualquier alimento o para, sencillamente, disfrutar del placer de dar gusto a nuestro paladar, hay que mantener la comida en la boca durante cierto tiempo. Las papilas gustativas no se activan masticando dos veces antes de tragar. Pero, cuando están a pleno rendimiento y la comida nos parece sabrosa, ocurre algo asombroso: el cerebro libera dopamina, serotonina y opioides endógenos. Estas sustancias son mensajeros químicos que no solo nos proporcionan la sensación de saciedad después de una comida, sino también una gozosa alegría.

Lamentablemente, es fácil engañar al sentido del gusto. Los productos alimenticios sanos y de alta calidad tienen buen sabor. Son la garantía de que hemos elegido bien. Sin embargo, otros han perdido su gusto natural porque están procesados o tal vez nunca han sabido a nada, así que les agregan potenciadores de sabor, más conocidos como aromatizantes.

Hace muchas décadas que la industria alimentaria trabaja sobre esta base. La mayor parte de los alimentos que consumimos hoy día no llegarían a la mesa sin ellos. Si paladeáramos estos productos durante el tiempo suficiente, los masticásemos bien y los degustáramos cierto tiempo en la boca nos daríamos cuenta de que el sabor de los aromatizantes desaparece con gran rapidez; en cambio, esto no sucede con un producto alimenticio saludable de alta calidad. Distinguirías uno de otro enseguida. ¡Te invito a hacer la prueba!

Pero el sentido del gusto no solo registra los sabores; además, constituye el inicio del proceso digestivo. Cuando comemos algo dulce, estimulamos el páncreas y segrega insulina, una hormona que necesitamos para que nuestras células absorban la glucosa ingerida con los alimentos. Sin embargo, la grasa de reserva, de la que más de uno desearía deshacerse, no se moviliza, ya que la insulina bloquea su ciclo de degradación. Por tanto, de poco serviría proponerse reducir los depósitos grasos cuando está en marcha el proceso de aporte energético de azúcar. De una forma u otra, comer dulces entre las comidas altera el equilibrio energético.

Asimismo, hay otras sensaciones gustativas que también preparan el proceso de la digestión. Hagamos juntos este interesante ejercicio mental: imagina que comemos un yogur con gusto a fresas, o sea, con aromatizante de fresa. Los obreros que trabajan en la línea de montaje del aparato digestivo reciben la información y reúnen las herramientas necesarias para digerir las fresas. Sin embargo, llega de todo menos la fruta que se esperaba. No sabemos absolutamente nada acerca de las repercusiones que implica esta engañifa. Pero es fácil suponer que más de un trabajador se sentirá frustrado después de haber pasado tanto rato esperando con las herramientas equivocadas en la mano; y, si la situación se repite con frecuencia, no acudirá con agrado a trabajar. Así que la próxima vez que llegue una fresa de verdad al intestino podría haber una huelga en él.

Conclusión: haz uso de todos tus sentidos, tanto en el momento de elegir los productos alimenticios como en el de ingerirlos; disfrutarás más de la comida y tu salud saldrá beneficiada.

¡Si masticas bien, ya habrás hecho la mitad!

Masticar constituye el primer paso de la digestión y, como verás, también el último en el que participas de forma activa.

De ahí su inmensa importancia. En la boca, la digestión consiste, sobre todo, en la producción de saliva y en una parte activa: la masticación.

Esta también se produce al margen de nuestra intervención, como ocurre literalmente cuando se nos hace la boca agua, aunque no tengamos nada en la cavidad bucal. En este caso, el centro de control supremo —o sea, nuestro cerebro— ha procesado la información de llegada a través de los ojos que han visto algo apetitoso, o ha gestionado un mensaje mental en respuesta al deseo de comer algo dulce. Conocemos dos tipos de saliva. Por un lado, la saliva de dilución, que fluye como el agua en la boca, para compensar, por ejemplo, la acción de un plato muy picante o muy dulce.

Y, por otro, la saliva de deglución, producida por la masticación activa, que es necesaria para deglutir los alimentos. Sin este segundo tipo de saliva tendríamos dificultades para conducir el bolo alimenticio hasta el esófago. Hay una manera de saltarse este paso, pero se resentirá la digestión. Siempre podemos tragarnos la comida sin masticar ayudándonos de una bebida y sin producir la saliva necesaria para que pase por la garganta. Sin embargo, como veremos más adelante, el estómago sufre las consecuencias.

Asimismo, la saliva de deglución contiene una enzima que comienza a digerir los hidratos de carbono. La ruptura de las largas cadenas de los carbohidratos, que denominamos almidón, comienza, por lo tanto, en la boca.

Podrás comprobar su sabor con un sencillo experimento: si masticas un trozo de pan duro al menos treinta veces, constatarás que la papilla que se forma en la boca se va volviendo dulce poco a poco. Los azúcares de cadena corta escindidos por la acción de las enzimas tienen un sabor dulce, mientras que los de cadena larga no.

Al masticar se produce la saliva de deglución que necesitamos, pero esto no es todo, ni mucho menos. Gracias a la masticación se activa el sentido del gusto y los alimentos son triturados para facilitar su adecuada digestión. El resultado de experimentar con un sabor intenso es una sensación de saciedad, la llamada «saciedad sensorial específica». Lejos de asociarse con un estómago repleto, este concepto remite más bien al hecho de no sentirse hinchado ni fatigado después de una comida.

Quien mastica mejor acumula menos calorías, como se desprende de un estudio donde se analizaron, a través de una cámara de vídeo, los hábitos alimentarios de un grupo de hombres delgados y otros con sobrepeso. Los corpulentos no daban mordiscos de mayor tamaño que los de peso normal, pero comían más rápido, masticaban menos y permanecían más tiempo a la mesa. De esta forma se pudo demostrar que al masticar adecuadamente se absorbía un 11,9 por ciento menos de calorías por término medio. Si partimos de la idea de que una persona de peso normal consume unas 2.000 kilocalorías al día, este porcentaje supone un incremento de unas 238 kilocalorías más diarias. Y, de manera análoga, al año se habrá producido un excedente de unas 86.870 kilocalorías, ¡lo que equivale a unos diez kilos de grasa! Evidentemente, el ejercicio y el estrés, así como otros muchos factores, también son importantes en este sentido.

Pero veamos a qué se debe este menor consumo de calorías. Una masticación consciente y prolongada reduce la grelina en la sangre, la hormona inductora del apetito, mientras que aumenta los índices del péptido similar al glucagón tipo 1 y de la colecistoquinina, dos mensajeros hormonales que lo inhiben.

Y eso no es todo: la masticación contribuye a mejorar el riego cerebral y el rendimiento mental. Tras una operación del intestino, una masticación prolongada acelera el proceso de curación. De hecho, una intervención quirúrgica tan común como la obstrucción intestinal puede evitarse con una masticación intensa. Esto demuestra su considerable influencia sobre la digestión, el metabolismo y la irrigación del cerebro.

Considerando sus beneficios, cabe preguntarse por qué no es corriente ver a alguien masticar con insistencia, aunque no siempre ha sido así. En Alemania se dice que masticar bien es tener media digestión hecha. De hecho, quizás alguien recuerde aún a su abuela decir en la mesa que cada bocado se masticaba siempre 32 veces, de acuerdo con la regla establecida por el estadista británico William Gladstone (1809-1898), quien estaba convencido de los beneficios de masticar cada bocado 32 veces, una por cada diente. Por su parte, Horace Fletcher logró demostrar que es posible conservar o restaurar la salud sencillamente masticando bien. Y Franz Xaver Mayr (1875-1965) introdujo ejercicios masticatorios en sus curas para contribuir a la recuperación del tracto digestivo, un método con el que sanaron muchos de sus pacientes. Es inexplicable que se hayan perdido todos estos conocimientos.

Hasta mediados del siglo xx, era obvio que las personas debían cuidar de su salud. Cada individuo era responsable de mantenerse sano. Y, como el método era simple, enseguida ganó popularidad. Se sabe que masticar con insistencia mejora la digestión y, por lo tanto, la salud. Pero en una sociedad acechada por la abundancia, donde la responsabilidad individual se ha difuminado poco a poco en favor del sistema de salud pública, estos fundamentos de la vida sana han desaparecido con el paso del tiempo, a la par que las salas de espera de los consultorios médicos se llenaban y siempre había una pastilla o una inyección para casi todo. La sociedad de la comida rápida se ha encargado de dilapidar la cultura culinaria, y durante este proceso se han perdido los conocimientos acerca de la masticación como recurso para conservar la salud.

Las pausas para comer han sufrido más y más restricciones. A falta de tiempo, se comía apresuradamente, y a la postre, más. Por tanto, era casi imposible masticar bien. La proporción de los platos elaborados con métodos industriales fue en aumento, junto al empleo de aromatizantes ideados para devolver a las comidas el sabor que perdían durante su procesamiento. Es evidente que esto no nos ayuda a recuperar la cultura de antaño respecto a la comida. Después de masticar un par de veces, el sabor de los aromatizantes se ha evaporado y ya no nos satisface continuar. Solo intentamos mandar el bocado de viaje rápidamente. En cambio, con la buena masticación se alarga la comida. Cuando masticas despacio y bien, no puede ser de otro modo, y, si para colmo vas a cámara lenta, entonces es horroroso: apenas acabas de terminar los entrantes cuando el resto de los comensales ha llegado a los postres. Ya puedes despedirte de que te inviten a comer. No obstante, ¡uno puede aprender a masticar bien con rapidez! En el capítulo 3 de este libro encontrarás las indicaciones para aprender cómo.

Hace ya cien años, Horace Fletcher se dio a conocer por haber sido capaz de dar un giro a su salud y a la de sus seguidores mediante una masticación exagerada. Es muy probable que su historia active tus músculos masticadores.

Horace Fletcher

El gurú de la masticación, Horace Fletcher, nació en 1849 en Estados Unidos. Era un hombre de negocios triunfador que se había enriquecido gracias a la producción y venta de queso. A la edad de 49 años pesaba 98,6 kilos y medía 1,64 m, y el perímetro de su cintura alcanzaba los 155 cm. Con algunos altibajos, llevaba más de 15 años luchando por adelgazar y por conservar una salud cada vez más precaria. Se sentía cansado, sin fuerzas ni energía, le costaba respirar y padecía arritmias cardíacas. Por si fuera poco, la gota minaba sus articulaciones. Era consciente de que probablemente no llegaría a vivir mucho tiempo, y se aplicó en cambiar la situación.

«Debes caminar más y masticar mejor», fue la recomendación de un vigoroso caballero bastante mayor que él. Merecía la pena el intento, así que a mediados de junio de 1897 se puso manos a la obra. Masticaba y ensalivaba cada bocado, con cierta exageración incluso, hasta que este acababa volviéndose insípido y se le deslizaba por la garganta sin necesidad de plantearse tragar voluntariamente.

El resultado fue sorprendente. El 10 de octubre pesaba 73,7 kilos y el perímetro de su cintura se había reducido unos 60 centímetros. Durante los meses en que experimentó su método se conformaba con una comida al día (deseaba bajar de peso con rapidez), que consistía en unos 30 bocados que masticaba unas 2.500 veces cada uno, y en esta tarea invertía unos 30 minutos largos. Su dieta consistía, sobre todo, en platos de carne y pescado acompañados de patatas, verduras, pan y mantequilla; y, entre las comidas, bebía agua.

Durante las primeras semanas, su sistema digestivo dio síntomas del cansancio acumulado a lo largo de los años y le dio muchos quebraderos de cabeza, porque evacuaba con escasa regularidad. Sin embargo, una vez restaurado el ritmo, sus deposiciones, o las «cenizas de la digestión», tal como este las llamaba, no desprendían ningún olor en absoluto.

En tan solo cuatro meses, su salud general experimentó un giro radical. Se sentía fuerte y lleno de vitalidad. No le dolían las articulaciones. Algunos días recorría más de 150 km en bicicleta sin quejarse de dolores o fatiga después. Y eso que las bicicletas de entonces eran unos armatostes, en comparación con los modelos actuales.

Horace Fletcher escribió sobre este tema varios libros que se tradujeron a numerosos idiomas y emprendió un viaje hacia Europa para difundir sus conocimientos. De entrada encontró apoyo científico en la Universidad de Venecia, y más adelante fue invitado a Cambridge por el doctor sir Michael Foster, el presidente de la Sociedad Fisiológica inglesa de aquel entonces, donde pudo seguir trabajando sobre los fundamentos de su teoría.

Finalmente, los estudios experimentales emprendidos por el doctor Russell Chittenden, en aquel momento presidente de la Sociedad Fisiológica americana, demostraron que las capacidades físicas y mentales de Fletcher eran las de un estudiante de veinte años en buena forma física.

Entre los partidarios de su método figuran Upton Sinclair, Henry James, John Rockefeller, Mark Twain y otras muchas personalidades.

Si Horace Fletcher no hubiera muerto en 1919, a la edad de 69 años, víctima de la gripe española que acabó con entre veinte y cuarenta millones de personas, quizás hubiera terminado sus días a la edad de 110 años con una salud inmejorable y tal vez no se habría extendido el concepto de la comida rápida.

A través del intestino grueso y el delgado: cuando masticas bien, digieres mejor

¿Tragamos o regurgitamos?

Tragar es el último acto que controlamos antes de que nuestro sistema digestivo empiece a trabajar. Más allá, no podemos influir en nada de cuanto sucede entre la garganta y el ano, ni comunicar al estómago órdenes directas como esta: «Ya sé que no te encuentras bien desde hace tiempo porque mastico mal y trago los alimentos antes de hora, pero ¿podrías hacerme el favor de compensar el trabajo que no han hecho los dientes?» Está claro que no funciona así.

Normalmente, en el momento de tragar se pone en marcha el piloto automático, un acto que es regulado por los reflejos de deglución y nauseoso, respectivamente.

El primero se activa cuando el bolo alimenticio entra en contacto con la pared faríngea. Si los dientes trituran el bolo lo suficiente, tragaremos de forma inconsciente. Haz la prueba siguiente: mastica un pedazo de pan duro entre 30 y 40 veces y verás que la boca se vacía sin necesidad de que te esfuerces por tragar.

Ahora, toma otro bocado, mastícalo dos veces e intenta empujarlo hacia la garganta. Observarás que la epiglotis se cierra y reconduce la ingesta hacia la boca para que nuestro aparato molar siga trabajando hasta facilitar la deglución.

Para ello contamos con el reflejo nauseoso, un mecanismo de protección que nos impide tragar todo cuanto aún no se ha triturado bien.

Este reflejo se puede burlar con la voluntad, cosa que a veces resulta muy útil, especialmente cuando hay que tragarse una pastilla o una cápsula de tamaño considerable.

Sin embargo, acostumbramos a servirnos de este mecanismo activo para enviar los alimentos al estómago casi sin masticar, aunque, evidentemente, un trozo de pan no suele ser fácil. Entonces acompañamos el bocado con una bebida, dado que no nos basta con un espacio de tiempo tan breve para producir la saliva necesaria. Por tanto, esta acción ni siquiera se debería definir como tragar, sino más bien como zampar o engullir. No es de sorprender que la pared posterior de la faringe sea cada vez más insensible. De esta forma, el reflejo nauseoso se activa menos y, finalmente, el tracto digestivo debe soportar cada vez más a menudo un bolo alimenticio difícil de digerir.

Muchas veces, los niños acarrean con los errores de los padres desde su primer año de vida. Si a un bebé con pocos dientes le dan una comida que no está bien triturada, la expulsará. Sin embargo, cada cierto tiempo observamos cómo una madre o un padre se afana en reconducir con la cuchara el alimento que su pequeño ha regurgitado. Y, cuando el reflejo nauseoso se fatiga, se da por logrado el desgraciado aprendizaje. A partir de ese momento, el niño será capaz de engullir una abundante cantidad de comida apenas sin masticar y su tracto digestivo se verá expuesto a afrontar tareas que no está preparado para asumir en años.

Probablemente imaginarás la pregunta que viene ahora: ¿Eres de los que se tragan la comida, la regurgitas o te limitas a engullir?

El estómago es como un molinillo, y no le gustan los alborotadores

En el intervalo de unos pocos segundos, la ruta hacia el estómago discurre a través del esófago gracias a los movimientos peristálticos que empujan el bolo alimenticio. Las ondas peristálticas son involuntarias y se producen al margen de la postura corporal que adoptemos. Por lo tanto, para comer no es preciso sentarse o estar de pie; uno puede comer tumbado o incluso cabeza abajo y aun así, el bolo alimenticio llegará al estómago.

Si lo pasáramos a cámara rápida, su avance se vería de la siguiente manera: la musculatura anular del esófago se contrae y se relaja; un pequeño segmento absorbe el bolo alimenticio e inmediatamente después vuelve a estrecharse, mientras por debajo se expande, dejándolo pasar para que continúe un poco más lejos. Esta ingeniosa operación se repite las veces que sean necesarias hasta que el bolo llega al músculo de cierre de la boca del estómago, el siguiente punto de control.

Si el músculo de cierre recibe agua muy fría, deniega el acceso al estómago; el líquido helado permanecerá unos segundos en el esófago y notaremos un dolor detrás del esternón. Una vez atemperado por nuestra temperatura corporal, el líquido entra en el estómago poco a poco y el dolor disminuye. Ingerir bebidas muy frías demasiado rápidamente, así como un exceso de alcohol o ciertas especias, y hasta una simple taza de café, puede alterar este mecanismo de bloqueo, hasta el extremo de desatender su tarea principal.

Este músculo de cierre debe velar para que los jugos gástricos ácidos no pasen hacia el esófago desde el estómago, pues de otro modo nos provocaría acidez. Estos jugos son tan corrosivos que al entrar en contacto con el esófago causarán una inflamación, de la que seremos conscientes por el ardor o por una sensación de opresión detrás del esternón.

Conviene evitar los alimentos que provocan acidez de estómago. No hay reglas; a cada persona le hace daño una cosa: puede ser el café, el vino blanco o el pastel del domingo. Cuando el ardor es acusado y habitual, es oportuno aliviar la boca del estómago con un medicamento antiácido o, mejor aún, plantearse una pausa regenerativa mediante un sencillo plan para que el estómago recobre sus energías. En el capítulo 3 de este libro veremos cómo se hace.

Una vez en el estómago, el bolo alimenticio recibe el nombre de quimo —del griego «jugo»— y tiene la consistencia de una papilla. Por lo tanto, al margen de lo que hayamos comido, los ácidos gástricos no se entretienen con ella más de media hora antes de atravesar el puesto de control en la salida del estómago, otro músculo de cierre conocido como píloro.

Si funciona bien, solo dejará pasar el quimo en estado líquido. A estas alturas, ninguno de los componentes del bolo alimenticio rebasa los 0,2 mm; de lo contrario, permanecería en el estómago hasta que menguara su tamaño. Esta función es competencia de los ácidos gástricos y puede llevar su tiempo. En el caso de un trozo de carne que no se ha masticado bien, el proceso de degradación puede prolongarse entre ocho y diez horas. Durante este intervalo, los alimentos mal masticados se mezclan con abundantes ácidos gástricos hasta que son completamente molidos.

Los leones no mastican bien y, aun así, llegan a comer hasta 35 kilos de carne de una vez. Pero tienen un estómago mayor. Además, no comen carne tres veces al día, ni siquiera una. Cuando han devorado su comida, se tienden a la sombra y dejan que el estómago haga su trabajo. Solo empezarán a buscar a la siguiente víctima después de dos o tres días. Y, entonces, más vale no estar demasiado cerca.

Nosotros no esperamos diez horas para que el estómago complete el trabajo que deberían haber hecho los dientes. A las tres o cuatro horas ya estamos comiendo otra vez. El estómago colabora durante cierto tiempo, pero a la larga se desentiende. Acusa la fatiga. El píloro, el controlador que hay al otro extremo del estómago, también está cansado. Ya no espera hasta que termine de molerse y deja pasar el contenido gástrico antes de hora. Si la carne abandona el estómago en estado líquido, las enzimas digestivas que realizan su actividad en el duodeno lo tienen fácil. Como carece de fibra no digerible, será absorbida plenamente en el intestino delgado y los gérmenes deseosos de rancho en el intestino grueso se quedarán mirando.

En cambio, cuando se topan con trozos de carne de cierto tamaño es imposible garantizar una buena digestión. A su paso por el intestino delgado ya no se absorben, solo siguen avanzando. Debido a su larga permanencia en el intestino grueso y una masiva colonización de gérmenes en este tramo digestivo, no es de extrañar que las bacterias especializadas se regocijen ante la llegada de partículas cárnicas y se afanen en activar los procesos de putrefacción enseguida.

Pero volvamos al estómago: una mala masticación no es lo único que puede entorpecer su trabajo. Mientras hace su tarea y los ácidos gástricos desmenuzan el quimo, a menudo se encuentra con la ingrata sorpresa de una inundación repentina ocasionada por cualquier líquido gaseoso y generalmente frío. Si al menos estuviera a temperatura ambiente y careciera de burbujas, fluiría junto al bolo alimenticio sin molestar para pasar a la siguiente sección, el duodeno. Sin embargo, casi siempre se trata de bebidas frías y, para colmo, con gas.

Aun cuando el fatigado vigilante de la salida del estómago ha perdido facultades, no permite el paso de líquidos fríos o con burbujas, de modo que el fluido se mezcla con el quimo y los ácidos gástricos. Entonces sí que se arma una buena. Y la digestión se prolonga de forma considerable.

Haz la prueba tú mismo: bebe un vaso de agua fría con mucho gas o un burbujeante refresco con el estómago vacío. Suponiendo que el líquido fluyera a través del estómago sin trabas, el gas liberado inflaría por completo el intestino delgado. Afortunadamente, no ocurre así; en un primer momento, las burbujas permanecen en el estómago y el gas liberado se asienta debajo del diafragma, el músculo de la respiración que actúa de separación entre las cavidades torácica y abdominal. Esta burbuja de gas dificulta la respiración. Uno o dos eructos contundentes y otra vez habrá sitio para un par de sorbos más. El estómago suele resentirse si nos pasamos de la raya. Las bebidas ligeramente burbujeantes son aceptables e incluso las de grado medio, pero todo lo demás es un martirio para el estómago.

Los chinos lo saben hace mucho tiempo, por eso suelen beber té para comer. En nuestras latitudes acostumbramos a acompañar las comidas con vino tinto, que ni es frío ni tiene burbujas, o, sencillamente, con agua natural, que es inocua.

Aparte de los alimentos mal masticados y las bebidas gaseosas frías, el estómago tampoco tolera bien la grasa concentrada ni el aceite. Por ejemplo, si ingerimos una comida mantecosa en el momento en que la grasa llega a los sensores celulares del píloro, paralelamente nuestro organismo comprueba la bilis existente en la vesícula biliar.

La bilis es necesaria para digerir las grasas, hace las veces de «dentadura» en ese sentido. Si no hay suficiente, el estómago recurre a la motilidad gástrica para generar más. En este supuesto, el intervalo de espera puede oscilar entre una a dos horas hasta que da comienzo su digestión. Nos sentimos incómodos. Repletos. La respiración se vuelve también más superficial y dificultosa debido a la presión bajo el diafragma.

¡Hace falta un aguardiente para salvar el tipo! Y, de hecho, nos salva. En un segundo, el estómago se encoge. Recuperamos el aire e incluso a veces nos apetece seguir comiendo. El aguardiente no estimula la digestión, puesto que un alcohol destilado carece de las propiedades necesarias para ello. Sin embargo, como irrita la boca del estómago, la cavidad gástrica reacciona encogiéndose y se crea un espacio adicional en la parte superior del abdomen. Para el estómago es un auténtico martirio; es como tirar de un burro cansado a través de la estepa con el objetivo de que recupere fuerzas.

La gente de Normandía ha aprovechado este estímulo para instaurar el *trou normand*, un ocurrente ritual que consiste en beber un vaso de aguardiente entre un plato y otro para hacer sitio. Dicho sea de paso: también contraen cáncer de esófago más a menudo que el resto de los europeos. El tumor suele aparecer cerca de la boca del estómago, probablemente por la excesiva irritación de esta región. Está claro que nadie debería llegar a tales extremos.

El alcohol fermentado, o sea, tanto el vino como la cerveza, estimula las glándulas digestivas. Pero, lamentablemente, a veces también el apetito. Gracias a un estudio fue posible demostrar que, cuando se acompañaba la comida de estas bebidas, la ingesta aumentaba hasta un 15%.

De igual forma que casi cualquier otro órgano de nuestro cuerpo, el estómago tiene sus horarios preferidos para el trabajo. Según la sabiduría milenaria de la medicina tradicional china, las horas de la mañana son las más propicias para una buena digestión, una idea que ha quedado recogida asimismo en las expresiones populares del mundo occidental. Por eso desayunamos por la mañana como reyes, almorzamos como príncipes y cenamos como mendigos. Análogamente, en Rusia, uno toma el desayuno, comparte el almuerzo con un amigo y deja la cena para el enemigo.

Basta observar nuestra actividad digestiva con cierto detenimiento para advertir que, por la noche, el estómago ya está cansado de todo el día y que le sienta como una patada que nos demos un atracón antes de dormir. Como el proceso digestivo dificulta la respiración, es imposible disfrutar de un sueño reparador y, además, la presión sobre las vías respiratorias favorecerá el ronquido. Beber más alcohol de la cuenta empeora el asunto, así que lo más fácil sería comer poco por la noche para descansar bien.

El estómago es el segundo operario de nuestra línea de producción. El primero son los dientes. Si las comidas llegan a la cavidad gástrica sin masticar, el segundo operario intentará compensar el trabajo del primero, pero solo conseguirá su objetivo a costa de un sobreesfuerzo que lo dejará fatigado. Las bebidas frías y burbujeantes, así como las cenas copiosas, le hacen pasar un mal rato. Cuando los trabajadores de primera fila hacen vacaciones y solo han previsto un mediocre servicio masticatorio para las urgencias, el segundo operario termina cansándose del exceso de trabajo; de esta forma se resquebraja la base de una buena digestión.

Sin embargo, no cuesta nada ser amable con nuestro servicial y diligente colaborador. Para facilitar su cometido, basta con dejar de comer cuando adviertas una ligera sensación de saciedad. Las cenas frugales te depararán satisfacción, al igual que los alimentos bien masticados y evitar las bebidas frías o gaseosas inmediatamente después de las comidas. Así, el estómago podrá prepararse con eficacia para realizar una digestión saludable.

El tampón antiácido duodenal

En realidad, el duodeno es el primer tramo del intestino delgado. Sin embargo, como sus funciones se diferencian mucho del resto, es tratado como si fuera una víscera independiente. Mide doce dedos de largo, de ahí su nombre. Está separado del estómago por una válvula de cierre que impide el paso incontrolado del contenido ácido del estómago —los ácidos gástricos—, lo que daría lugar a dolorosas abrasiones o incluso podría provocar la aparición de úlceras. A pocos centímetros del píloro, en el duodeno, encontramos un diminuto orificio dotado de un músculo de cierre, la «papila de Vater». Abraham Vater, un médico de Wittenberg, describió por primera vez esta estructura hace unos trescientos años.

En este punto desembocan el conducto biliar y el pancreático. Las fuertes secreciones alcalinas, ricas en enzimas, procedentes de las dos grandes glándulas digestivas, la vesícula biliar y el páncreas, se suman aquí a la materia digerida. Esto es muy importante. Primero, porque la papilla ácida llegada del estómago requiere una neutralización inmediata para prevenir que el ácido cause lesiones. Y, en segundo lugar, porque las enzimas digestivas, que se suman también aquí, solo trabajan en un entorno alcalino.

La secreción de bilis es determinante para la digestión de las grasas. El páncreas se ocupa de seguir descomponiendo los nutrientes, en particular las proteínas con enzimas esenciales. Estas últimas, llamadas también fermentos, son unas eficaces operarias del metabolismo con formación bioquímica. Poseen capacidades altamente complejas y entienden los procesos químicos mejor que tú y que yo. No obstante, en cuanto a la digestión, solo es importante saber que son necesarias para descomponer los nutrientes en sus más pequeños componentes.

La información acerca de las cantidades de jugos biliares y pancreáticos indispensables para continuar el ciclo digestivo procede de los sensores celulares del píloro.

Cuando comemos muchas grasas segregamos hasta un litro de bilis al día, en cambio, al ingerir alimentos ricos en proteínas se produce una gran cantidad de jugo pancreático, hasta dos litros diarios.

Las cenas son aquí un problema. Generalmente, cuando estamos cansados y repantingados en el sofá no segregamos tantos jugos como deberíamos, de modo que se dificulta la digestión. Y si además ingerimos de postre alimentos que fermentan, como la fruta, por ejemplo, empezarán a descomponerse mientras aguardan su turno de transporte en el intestino delgado, sin haber sido neutralizados oportunamente. Al día siguiente, en la ducha, nos percataremos de que nuestro abdomen no se ha revitalizado durante las horas de descanso, sino que está hinchado por los gases acumulados en su interior.

El intestino delgado

Constituye la porción intestinal más larga, posee la mayor superficie, y un 80% de nuestro sistema inmunitario se concentra aquí; el intestino delgado es una parte de este reino superlativo. Sin él, la vida no sería posible. Tiene una extensión aproximada de seis metros, y para transitarlo se necesitan dos horas: el contenido digestivo avanza por sus pliegues a la velocidad de un caracol de viña. Un período de dos horas en las que el jarabe líquido, conocido también como quimo, se reparte a lo largo de seis metros de longitud, y donde el trabajo que posibilita la vida se realiza en una superficie de unos 300 m².

¡A eso se le llama espacio para vivir! Pero ¿cómo se configura semejante superficie en un tubo de dos a tres centímetros de grosor y seis metros de largo?

El intestino delgado constituye la estructura con mayor cantidad de pliegues imaginable. Si observamos cada uno de ellos con una lupa, distinguiremos las llamadas vellosidades en las protuberancias del tejido.

PLIEGUES

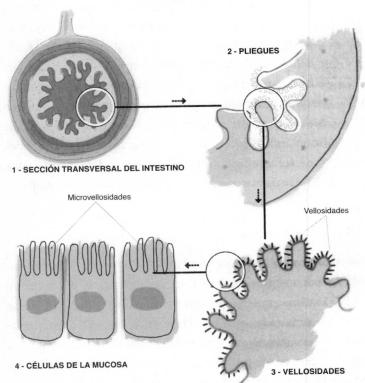

2 - PLIEGUES

1 - SECCIÓN TRANSVERSAL DEL INTESTINO

Microvellosidades

Vellosidades

4 - CÉLULAS DE LA MUCOSA

3 - VELLOSIDADES

No obstante, si las contempláramos bajo el microscopio, constataríamos con sorpresa que aún hay más. En ellas encontraríamos otras más pequeñas. Y, vistas por separado bajo un microscopio electrónico, comprobaríamos que cada una de sus células con protuberancias en forma de cepillo posee microvellosidades. ¡Por lo tanto, si pasamos de las diminutas microvellosidades a las vellosidades, y de estas a los pliegues, ya tenemos los 300 m² de superficie!

Normalmente, llegados a este punto, el contenido digestivo ya se encuentra en estado líquido; solo por eso, un tránsito de dos horas es suficiente para disgregar el quimo en su totalidad y aprovisionar al organismo de todos sus componentes. Para ello, el intestino delgado oscila de un lado a otro, sin darnos cuenta. En cierto modo, muele como el estómago mientras empuja el contenido digestivo, que cada vez es menor, un poco más lejos, en forma de onda peristáltica, como el esófago.

Las vellosidades intestinales, cada una de ellas provista de un vaso sanguíneo, deciden a continuación qué sustancias pueden entrar en nuestro interior y si son suficientemente minúsculas para pasar. A través de la sangre, todo cuanto se ha absorbido se suministra al hígado, que actúa como una enorme depuradora, subsanando los posibles errores cometidos en la fase de absorción. Por último, los nutrientes se distribuirán nuevamente por el organismo a través de la sangre para llegar a cada una de nuestras células.

No suele haber bacterias aquí o, si las hay, son pocas, dado que, en general, los jugos ácidos del estómago han terminado con ellas. Pero en caso de que se hubieran colado unas cuantas, debido a una masticación deficiente o un estómago débil, caerán igualmente en la gran acción de limpieza con la que concluye cada digestión. Todos los días el intestino delgado produce alrededor de tres litros de jugo intestinal para realizar esta tarea a fondo. Y, apenas dos horas después de una comida, la víscera está como si no hubiera pasado nada. Rosadas y gozosamente recuperadas, sus vellosidades esperan hasta que sean requeridas de nuevo.

Si retenemos en la mente este decurso —dos horas de digestión al menos, seguidas de una fase de pausa y limpieza que dura dos horas más—, comprenderemos por qué no deberíamos comer nada durante las cuatro horas siguientes a cualquier ingesta. Pues, de lo contrario, el proceso de limpieza no se hace bien y las bacterias que se encuentren ahí por error no serán desalojadas. Entonces, nuestro intestino delgado se fatigará, y si enferma, ya no sabrá diferenciar entre las sustancias que puede absorber y las que sería mejor retener para ser excretadas después. Aunque cabe tener en cuenta que un deterioro de estas características no sucede solo por picar entre horas.

Una vez que la acción de las enzimas ha descompuesto los nutrientes en proteínas, hidratos de carbono y grasas serán absorbidos por la mucosa. No obstante, los virus, bacterias u hongos —y sus respectivos productos metabólicos, que pueden aumentar si el intestino grueso está ampliamente colonizado— podrían alterar un tránsito plácido. Cuando la mucosa está dañada, deja pasar un mayor número de sustancias nocivas a la sangre. Entre estas, moléculas de gran tamaño que no han sido escindidas aún, así como bacterias tóxicas. Ante un «envenenamiento» de estas características, las células del sistema inmunológico actúan liberando por todo el cuerpo sustancias inflamatorias que también afectarán al hígado y al páncreas. El desarrollo específico de estos procesos complejos sigue siendo objeto de investigación.

En ocasiones, son desencadenados por alimentos que mejor hubiera sido dejar en el plato. El gluten, la proteína «adhesiva» de los cereales, resulta perjudicial para algunas personas y, entre otras cosas, también causa celiaquía, y las vellosidades se deterioran progresivamente por una reacción de las defensas. Si eso ocurre, el intestino delgado ya no nos proveerá de todos los nutrientes vitales que contribuyen a nuestra salud.

Cuando el proceso digestivo es interrumpido por una obstrucción intestinal, en apenas una hora se produce una catástrofe. La causa puede ser un tumor, una hernia —no olvidemos que el intestino se encuentra constreñido en un hueco muscular— o, sencillamente, la existencia de bridas, que son cicatrices adherentes de operaciones realizadas en el pasado. Y entonces los procesos de putrefacción se extienden igual que un incendio en la maleza. De ahí que una obstrucción intestinal se considere una verdadera urgencia médica.

Los operarios del intestino delgado no pueden hacer nada cuando la materia digestiva acostumbra a llegar en un estado deficiente. Además, sufren los ataques de intrusos que les impiden finalizar su tarea en el tiempo previsto. Acusan las consecuencias del trabajo extra y las horas extraordinarias que deben realizar continuamente. Terminan enfermos, y a la larga no logran soportar la carga.

La válvula imprescindible

En el lugar donde el intestino delgado se une al grueso hay una válvula cuya función es evitar que las heces, los gases o las bacterias tomen el camino inverso y vuelvan a adentrarse en este. Estamos hablando de la válvula de Bauhin. Está firmemente cerrada, y en condiciones normales solo deja pasar residuos digestivos procedentes del intestino delgado al grueso. Desde aquí no hay marcha atrás, como debe ser. Sin embargo, la excesiva producción de gases o los procesos inflamatorios del colon pueden alterar el cierre de la válvula, una desafortunada circunstancia que tendrá consecuencias graves. Cuando esto ocurre, las toxinas generadas en el intestino grueso por los procesos bacterianos son absorbidas por el intestino delgado, ya que está programado para eso y no para repeler sustancias venenosas. Esta válvula actúa como esclusa, y mientras cierre herméticamente estaremos protegidos contra las invasiones de las toxinas.

El intestino grueso

Ese espécimen en el que tantas personas han convertido a su intestino grueso con los años puede calificarse de zángano perezoso.

Primero, porque no es una vía rápida precisamente, tal como demuestran las 15 horas que se tarda en recorrer su interior. Por otro lado, con el paso del tiempo pierde capacidad de tensión y se vuelve más perezoso aún. Y, por si fuera poco, la putrefacción y la fermentación bacterianas crean toxinas.

Hipócrates, el padre de la medicina griega y, probablemente, el médico más significativo de la antigüedad, ya decía, en el año 300 a. de C., que «la muerte se aloja en el intestino». Y también es suya la siguiente cita: «Todas las enfermedades empiezan en el intestino», en alusión al colon en particular.

En el territorio de habla alemana, uno de cada cuatro ciudadanos suele tener un intestino perezoso y sufre estreñimiento; asimismo, una de cada cinco personas padece el síndrome del intestino irritable. Al año se hacen más de 120.000 operaciones de apendicitis debido a una inflamación de la porción inicial de este órgano. Anualmente, se realizan 150.000 tratamientos diverticulares. Una de cada veinte personas se trata de hemorroides, y en más de 50.000 casos es necesario recurrir a la cirugía para subsanar el problema. De los más de 80.000 ciudadanos que enferman también cada año de cáncer de colon, mueren unos 35.000. Según investigaciones recientes, nuestras bacterias intestinales producen toxinas que nos vuelven depresivos, además de otras que favorecen la arteriosclerosis, cosa que acelera nuestro envejecimiento. Como vemos, hay razones de sobra para observar con detalle esta parte de las tripas.

De entrada, el ambiente que reina en el intestino grueso es peculiar.

Los gusanos se sienten de maravilla en su interior; y el número de bacterias que vive aquí es 15.000 veces superior a la población del planeta.

Sin embargo, las tareas del colon están claramente delimitadas. Por un lado, colecta la materia no digerida que recibe del intestino delgado, equivalente a un litro y medio de agua. En cierta medida, esto resulta muy práctico para nosotros, pues de lo contrario estaríamos obligados a beber asiduamente esta cantidad suplementaria. De ahí que engrose, particularidad que podría explicar también su nombre si no fuera ya de entrada un poco más grueso que su hermano, mucho más largo y delgado, como sabemos.

Su localización está muy bien definida en la cavidad abdominal. Da comienzo en la parte inferior derecha del abdomen y desde allí se extiende por el arco costal derecho, donde queda sujeto con un asa. Continúa su recorrido en sentido horizontal hasta el arco costal izquierdo, donde da con un nuevo asidero. Después sigue su camino hacia abajo en dirección a la parte inferior izquierda del abdomen, donde encuentra una vía hacia el exterior tras curvarse ligeramente en forma de ese.

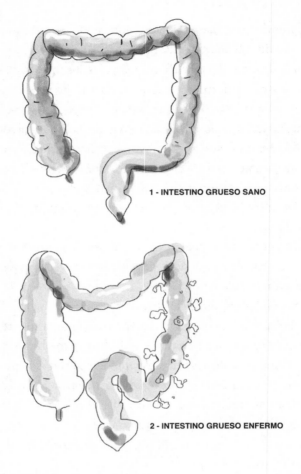

1 - INTESTINO GRUESO SANO

2 - INTESTINO GRUESO ENFERMO

Las asas de los arcos costales son muy prácticas, y facilitan su amplia curva en forma de U invertida. Esto no representa un obstáculo en absoluto para el avance de la materia fecal, que poco a poco adquiere una textura más sólida. En realidad, las asas solo pueden dar problemas si la tripa ha perdido capacidad de tensión hasta tal punto que el colon transverso se hunde, convirtiéndose, con los años, en un intestino «colgante». Dado el caso, en lugar de una U invertida formará una gran M, de tal manera que los codos moldeados por debajo de los arcos costales acaban siendo un impedimento para los residuos transportados en dirección a la salida (véase ilustración en la página 48). Esta circunstancia suele originar una obturación que se revela de formas distintas. O bien ya no se realiza la deposición diaria, o bien se evacúa diariamente, pero las heces son muy duras y con nudosidades a causa del agua que se queda por el camino durante este largo viaje.

No obstante, ¿a qué se debe que esta víscera pierda tensión? Como ya sabes, está colonizada en su totalidad por masas ingentes de bacterias. Cuando la comida no se digiere bien, los residuos gástricos son víctima de los procesos bacterianos que se pudren o fermentan. El mal olor, los gases..., todo proviene del mismo sitio. Si observáramos de cerca unas heces así, constataríamos que es fácil distinguir parte de cuanto se ha ingerido: minúsculos pedacitos de carne, las zanahorias, la lechuga...

Si alguna vez has tenido un cólico intestinal agudo, sabrás por experiencia qué significa reconocer perfectamente todo cuanto has comido en la materia fecal. Aunque aquí estaríamos hablando de un caso extremo, claro está. En cambio, si el contenido digestivo sigue su curso normal, no será objeto de descomposición bacteriana causante de los procesos putrefactivos y fermentativos que afectan a la carne y a la fruta cuando están mal digeridos.

Durante estos procesos se liberan toxinas, que, como bien sabemos, pueden producir cáncer y provocar inflamaciones, lo que explicaría también su flaccidez.

Ante este tipo de irritación química, el intestino grueso reacciona movilizando todos sus recursos para minimizar los daños. Primero, aumenta la secreción de mucosa con el fin de diluir la concentración del veneno, a la vez que intensifica su motilidad con objeto de conducir las toxinas hacia el exterior cuanto antes. Y entretanto nos duele, por lo que somos conscientes de que algo va mal. Sin embargo, cuando el colon está exhausto, estos mecanismos de defensa pueden pasar inadvertidos. Y, a menudo, el hedor en el cuarto de aseo es el único indicador de alerta: nos está diciendo que algo no va nada bien en absoluto. Estamos ante un proceso de alquimia tóxica propiamente dicha. Y esta situación es el día a día de muchas personas. No hablamos de un caso extraordinario.

Cuando entramos en el reino del colon, nos llama la atención que carezca de los innumerables pliegues y vellosidades características de su hermano, el intestino delgado. Su interior se parece a una gran bóveda, como las de las iglesias.

El intestino delgado no termina directamente en el colon solo porque es algo más grueso, sino que se une a este por un lateral. Con ello se configura un segmento final de unos pocos centímetros: el ciego. En el extremo de este conducto en forma de saco, encontramos una pequeña estructura de filigrana que recuerda a un gusano llamada apéndice. En ningún tramo del tracto digestivo el contenido intestinal demora tanto como en el ciego. Una permanencia de seis horas es absolutamente normal, o sea, un tiempo precioso para que las voraces bacterias se abalancen sobre todo cuanto no se haya digerido bien.

En la niñez, estos procesos bacterianos suelen provocar que el ciego se inflame. Pero solo se extrae el apéndice para evitar una peritonitis. Si fuera así, el contenido del intestino infestado de bacterias se esparciría sin remedio por la cavidad abdominal, ocasionando virulentos procesos inflamatorios.

En medicina, esta inflamación se denomina también apendicitis, mientras que la del ciego se conoce como tiflitis. Hasta hace veinte años, los dolores en esta región llevaban a los enfermos de inmediato al quirófano porque se sabía que no indicaban nada bueno. En aquellos tiempos, el diagnóstico se basaba en la inflamación de las células sanguíneas y en la medición de la temperatura corporal en las axilas y el ano, así como en la constatación de un episodio de dolor agudo en ciertos puntos de la cavidad abdominal. Los cirujanos trataban de justificar la decisión de operar, por ejemplo, cuando observaban una mueca de sufrimiento característica en los pacientes y dolores agudos al adoptar ciertas posturas; así fue cómo estos síntomas pasaron a formar parte de una larga lista de recursos de diagnóstico. Sin embargo, era frecuente descubrir después que solo había un par de ganglios linfáticos inflamados. Como la tasa de aciertos no era muy elevada, se juzgó oportuno seguir prestando atención y agregar a la lista nuevos dolores sintomáticos.

Afortunadamente, gracias a los modernos procedimientos de imagen clínica como la ecografía, hoy no es preciso recurrir a nada parecido. En una exploración por ultrasonido se puede ver con claridad si el apéndice está inflamado o no. Aunque el número de intervenciones innecesarias ha remitido con este sistema en Alemania, Austria y Suiza todavía se realizan más de cien operaciones por cada 100.000 habitantes al año. El apéndice aún da mucho que hacer a los cirujanos.

A la vista de estos datos, cabe preguntarse si tendrá otras funciones. Durante mucho tiempo se creyó que era un órgano vestigial atrofiado y que, si bien había tenido su importancia en algún momento de la historia de la evolución humana, ya no realizaba ninguna. Más tarde se supo que era de tejido linfático, similar al de las amígdalas, localizado en una región donde también pueden asentarse bacterias muy perniciosas por la larga permanencia aquí del contenido intestinal, y donde supuestamente son combatidas con fiereza por este tejido especializado en nuestras defensas. No obstante, un grupo de investigadores de la universidad norteamericana de Duke ha planteado una nueva hipótesis, según la cual el apéndice podría ser el escondite de ciertas bacterias beneficiosas capacitadas para colonizar el intestino si fuera asolado por una diarrea grave.

Los intervalos de tránsito prolongados en la región del ciego propician la aparición de aproximadamente un 30 % de los tumores malignos de colon; el otro 70% se producen en el recto, el último segmento del intestino grueso, donde el tránsito de los residuos digestivos puede demorarse mucho más aún.

¿Cómo sigue el viaje a partir de ahora?

Conforme se acumula, la materia fecal avanza de forma paulatina y a trompicones mediante los movimientos peristálticos. Después de dejar atrás las regiones bajo los arcos costales y de recorrer un intestino transverso intacto (en vez de colgante, esperemos), describe una curva ascendente y llega al reino de los ingratos divertículos.

Aquí empieza la cola hacia la salida y las retenciones pueden ser muy prolongadas. La acción irritante de las bacterias sobre el contenido tóxico provoca unas contracciones espasmódicas tan intensas que la mucosa resulta oprimida por las capas musculares de este segmento. Así se originan los divertículos —protuberancias— que, como veremos enseguida, pueden causar bastantes problemas.

Puedes comparar el proceso de su aparición con la presión que ejerces al trabajar la masa de un pastel, donde tus manos representan los músculos intestinales y la masa que se desliza entre tus dedos —el contenido intestinal sólido o gaseoso—, el divertículo. Ciertamente, los divertículos son cavidades profundas en forma de saquitos adosados a la pared interna del intestino, en las que quedan atrapados residuos digestivos; por lo tanto, las inflamaciones están casi aseguradas. Cuando hay muchos, el interior del intestino se asemeja a un queso suizo. Con frecuencia, estas inflamaciones requieren un tratamiento con antibióticos, y si son persistentes hay que operar.

En una intervención de estas características, se extrae el segmento intestinal afectado con objeto de evitar que cualquiera de los divertículos inflamados pueda estallar. Pues, de ser así, se produciría una inflamación de la cavidad abdominal potencialmente mortal, análoga a la que puede causar el resquebrajamiento del ciego, como ya hemos visto antes. En Europa, Australia y América del Norte, un 50% de las personas mayores de 60 años tienen divertículos. Y, entre ellas, una de cada cuatro ha padecido la inflamación de uno o más a lo largo de su vida. Sin embargo, en los países en vías de desarrollo, donde aún no se han impuesto por completo los hábitos occidentales, apenas un 0,5% de las personas mayores de 60 años padece esta afección. Allí, tanto los divertículos como las intervenciones quirúrgicas derivadas de su inflamación son algo fuera de lo común.

La causa se debe a que en estos países prevalece el consumo de alimentos ricos en fibra. Con ello, la rapidez del tránsito intestinal se duplica, al tiempo que se reducen los procesos de putrefacción y fermentación intestinales. En cambio, en la dieta occidental impera la comida rápida. Por si esto fuera poco, se mastica mal, hay una escasa presencia de fibra en la dieta y, además, una elevada proporción de proteínas animales e hidratos de carbono que no se digieren por completo. Como resultado, nuestras bacterias producen una poción tóxica y gaseosa que trae consigo los divertículos, entre otros males.

Cuando hablamos de un colon irritable, no hay ninguna duda de la región a la que nos referimos. Considerando el gran número de posibles toxinas que desfilan por aquí, ciertamente no es fácil dilucidar las causas de la irritación.

El segmento siguiente, el colon sigmoide, serpentea en forma de S retorcida en la parte inferior izquierda del bajo vientre. El segmento sigmoide solo gestionará más suministro tras el vaciado del recto, el tramo posterior. El colon sigmoide desemboca en el recto. En sus primeros diez centímetros recibe el nombre de ampolla, un espacio ligeramente dilatado que tras la defecación queda libre de heces. Aquí se acumula la materia fecal antes de ser excretada y a menudo también es donde se originan las enfermedades malignas, favorecidas por el prolongado contacto de los tejidos con el contenido tóxico. Si el ciclo digestivo fuese saludable, no sería tóxico y el cáncer en esta porción intestinal sería una enfermedad poco corriente.

La última parte del colon se llama canal anal. Está rodeado por dos anillos musculares, los esfínteres, que no cierran el ano por completo. Aunque estos músculos se contraen, queda un hueco de un centímetro aproximadamente. Para ahorrarnos llevar un pañal, el canal anal está revestido de tejido muscular y vasos sanguíneos: los plexos hemorroidales, unas almohadillas vasculares anales que sellan la abertura.

Hemorroides tenemos todos, de lo contrario el refinado cierre del ano no funcionaría a la perfección. No obstante, solo nos referimos a ellas como tales cuando presentan una dilatación mórbida. Los problemas empiezan porque la sangre no drena bien en las venas y las paredes vasculares son muy delgadas.

Las causas por las que se obstruye el flujo sanguíneo pueden ser muy diversas: la presencia de grandes masas de materia fecal dura, una mucosa anal alterada por la inflamación, una cavidad abdominal excesivamente hinchada por gases, un embarazo o realizar grandes y prolongados esfuerzos durante la defecación.

Y aquí llegamos a un tema interesante: ¡la postura en el inodoro! La necesidad de apretar una y otra vez durante cierto intervalo de tiempo es un claro indicio de una postura incorrecta en el baño. Tanto si estamos sentados como de pie, el músculo que rodea el recto aparta el conducto ligeramente a un lado, una medida de protección adicional fisiológica para frenar las evacuaciones involuntarias. Hay personas que se sientan en el inodoro en una postura rígida, como una vara, en una posición que el ser humano no había adoptado jamás hasta el siglo XVIII, sencillamente porque antes no había aseos. Por supuesto, semejante postura es más bien adecuada para gente con ánimo deportivo, ya que requiere cierto grado de fuerza y sentido del equilibrio. Si optáramos por sustituir nuestros retretes por los inodoros a la turca, todavía existentes en las estaciones de servicio de las autopistas italianas o francesas, nuestros intestinos nos lo agradecerían.

La manera más fácil de defecar es encorvarse hacia delante. También ayuda apoyar los pies sobre un pequeño taburete. De esta forma la evacuación es más completa, requiere menos presión y se realiza en menos de la mitad de tiempo, de modo que uno puede reemprender enseguida otros quehaceres importantes de la vida. Vascular la pelvis sin prisa adelante y atrás facilitará las cosas a un intestino cansado.

En los países donde la gente se pone en cuclillas para excretar, los divertículos y las hemorroides son afecciones prácticamente desconocidas. Sin embargo, no olvidemos que la alimentación y los hábitos respecto a la comida también tienen su importancia en este sentido. El inodoro no lo es todo.

En lo que atañe al acto de defecar en sí, el intestino tiene su horario favorito. Para casi todas las personas, se corresponde con las primeras horas de la mañana, antes del desayuno o apenas después del estímulo adicional de una taza de café. De no respetar este lapso, sencillamente porque hay mejores cosas que hacer, podremos observar que el intestino grueso se retrae ofendido y no volverá a anunciarse hasta la mañana siguiente, momento en que volverá a intentarlo. Si tampoco se le hace caso entonces, en algún momento creerá que no se le toma en serio y se negará a prestar sus servicios, lo que puede derivar en una obstrucción intestinal. Y, como consecuencia, las bacterias tendrán tiempo de sobra para extender toxinas por nuestro cuerpo. Por eso es imprescindible dejar salir cuanto deba salir. El intestino tiene siempre prioridad.

Cuando los operarios que ocupan sus puestos en el tramo final del intestino pasan penalidades, tú enfermas. Pero no por los errores que cometas en un momento dado, sino por todas las veces que has actuado con desidia, al abastecer el tracto digestivo con demasiada comida, demasiado a menudo y, para colmo, a medio masticar.

El resultado es determinante: la importancia del control de calidad

El orificio anal

Por suerte, como ocurre con el acto de tragar, nuestra fuerza de voluntad también interviene en el control del ano, donde concluye el ciclo digestivo. Es sumamente oportuno que nuestro cerebro le imponga un veto si decide excretar el producto final mientras comemos o estamos en el trabajo.

«Podemos vivir sin los dos ojos de la cara, pero ¿podríamos vivir sin el ojo del culo?», se preguntaba Francisco de Quevedo en su tratado *Gracias y desgracias del ojo del culo*.

Todos nos sentimos muy afortunados de tener uno, y más aún si funciona bien.

Si el ano no desprendiera gases de olores fuertes, ni produjera materia fecal maloliente, el orificio anal sería una parte del cuerpo tan digna como las orejas o las fosas nasales. Quizá saber en qué momento cayó en desgracia nos aportaría indicios para esclarecer los cambios de hábitos que antaño afectaron de forma nefasta la salud intestinal. En los países de habla alemana, la expresión «ojo del culo» es un término ofensivo aplicado a las personas, cuyo origen parece remontarse a la Edad Media, según mis pesquisas. ¿Será porque la digestión es una fuente de problemas desde hace ya quinientos años, o incluso mil?

El producto

Solo a la vista de los resultados sabemos si la producción ha sido afortunada o si ha habido fallos. Cuando estamos con nuestro coche nuevo frente al garaje y comprobamos con disgusto que tiene cuatro espejos retrovisores, que las puertas están montadas al revés, que falta la cubierta del maletero y que se han olvidado del freno, está claro que algo ha ido mal en la fábrica. Y si no supiéramos perfectamente qué apariencia tiene un coche nuevo, tal vez hasta nos daríamos por satisfechos con los cuatro espejos retrovisores.

Pues bien, con la materia fecal sucede algo parecido, con la salvedad de que hasta ahora nadie nos había contado qué apariencia debía tener. A causa de los inodoros de cuenco profundo al uso, no resulta fácil evaluar si las heces son normales. Caen en el agua con un ruido sordo, flotan o se hunden, apestan o no; y, a lo sumo, se puede adivinar el color siempre y cuando el papel higiénico no cubra la superficie del agua.

Para muchas personas, el criterio que condiciona una buena digestión es la frecuencia de las deposiciones. Es casi una frivolidad pensar que por evacuar cada día ya digerimos bien. Un buen número de intestinos enfermos producen a diario unas heces miserables y nadie se queja, sencillamente porque ignoran que podrían ser mejores.

Por eso he incluido unas nociones de interés sobre uno de los pocos productos que abandona nuestro cuerpo.

Las heces ideales son de color marrón, presentan una forma tubular, apenas huelen y están recubiertas por una envoltura de mucosa intestinal, cuya función es impedir que el ano se ensucie durante la defecación. Si son así, apenas es necesario el papel higiénico, o solo lo utilizaremos para constatar con sorpresa que no nos haría falta. Seguramente todos hemos vivido esa experiencia y nos ha dejado una sensación estupenda. Hay quien la ha relatado como un momento de auténtica dicha. Así de fácil puede ser obtener un poco de felicidad. Por el contrario, cuanto más papel higiénico usemos, más infelices deberíamos sentirnos, y de hecho nuestro intestino lo está.

Evacuar cada día no significa ni mucho menos defecar bien. Es esencial considerar la frecuencia y la calidad de la deposición: ¿qué sucede si excretamos tres veces diarias y para colmo la materia fecal es muy blanda? De entrada, esta sintomatología podría indicar la presencia de gérmenes perniciosos o que no digerimos bien determinados azúcares, como los de la fruta (fructosa) y los de la leche (lactosa). Y, dado el caso, fermentarán, cosa que provocará una irritación tan extrema en las paredes intestinales que la materia fecal difícilmente será moldeable. De hecho, el único deseo del intestino será deshacerse del producto con la mayor rapidez y frecuencia posible hasta eliminarlo.

También puede ocurrir que el intestino grueso haya enfermado hasta tal punto a lo largo de los años que ya no sea capaz de abultar la materia fecal adecuadamente. Entonces, evacuaremos a menudo varias veces diarias unas heces muy blandas. Y, al margen de estos exponentes, el repertorio de posibilidades no se ha agotado ni de lejos.

¿Qué pasa si solo defecamos una o dos veces a la semana? Pues, sencillamente, que padecemos estreñimiento. Es casi imposible asociar esta experiencia con una sensación placentera. No obstante, puede suceder que, ocasionalmente, no vayamos al baño todos los días. Pero, mientras la caca no desprenda un olor nauseabundo, no tiene por qué ser un problema. Ahora bien, si expele un fuerte olor putrefacto, por ejemplo, será preciso evacuar el intestino todos los días y no cada dos. Beber mucho y comer frutos secos puede ser un buen remedio durante una buena temporada hasta que consigas regular de nuevo tu actividad intestinal con este plan curativo.

El olor es un buen indicador para saber si todo va bien en el ciclo de producción. Quedan incluidas aquí las ventosidades que despide el ano. La digestión gástrica no provoca olores ni gases, solo aparecen más adelante favorecidos por los procesos bacterianos que se desarrollan en el colon, y son aceptables o perniciosos. Los olores desagradables son nocivos. En nuestro coche nuevo tampoco estaríamos tranquilos si en el viaje de estreno nos viéramos obligados a pulverizar un frasco de desodorante sobre los asientos porque huelen mal. Y lo mismo ocurre con los gases —subproductos de los procesos bacterianos—, más conocidos como ventosidades, flatulencias o pedos. El olor fétido revela la acción de las bacterias de la podredumbre, mientras que la ausencia de olor a menudo esconde procesos de fermentación.

El color abarca una gama de tonalidades muy amplia y depende de los alimentos que comemos. Se considera normal cualquier deposición que vaya desde el marrón claro hasta el oscuro. Unas heces excesivamente claras señalan un problema en relación con el flujo o producción de bilis. Sin embargo, cuando la deposición es de color negro es necesario acudir al médico enseguida porque indica sangrado en el tracto digestivo superior, es decir, en el estómago o en el duodeno. No obstante, recuerda que las pastillas de carbón también provocan este efecto.

Una materia fecal rojiza o sanguinolenta puede deberse a un sangrado en el intestino grueso, y las hemorroides también se hacen notar de este modo. Ahora bien, si el día anterior hemos comido remolacha no hay por qué alarmarse, pues tiñen las heces.

A propósito de la remolacha: nos ayudará a saber si gozamos de un buen tránsito intestinal. Normalmente, el color de la ingesta del mediodía se deja ver de nuevo en el baño a la mañana siguiente. Si no te gusta la remolacha, puedes probar con espinacas. Cuando un intestino está cansado, la deposición matinal no será verde, ni tampoco al día siguiente, sino al otro quizás. Esto dará indicios de que el órgano se ha vuelto perezoso y de que no reacciona como debiera ante esta purga natural.

También puedes recurrir al chile. Su ingesta provoca una sensación ardiente dos veces, la primera en la boca y la segunda en el ano. Y ni siquiera tendrás que mirar en el inodoro. Si tienes un intestino perezoso y el tránsito del chile se estanca varios días, la segunda vez no causará ardor y de esta forma sabrás que en tus tripas hay operarios holgazanes.

Otra posibilidad de sopesar el avance y la consistencia del contenido intestinal es mediante la Escala de Heces de Bristol, una tabla gráfica donde las heces se clasifican en siete categorías distintas, que abarcan desde unas pequeñas bolitas de consistencia dura o nudosa hasta una masa esponjosa, muy blanda y acuosa, pasando por una salchicha con grietas o lisa y blanda.

Si uno evacúa una sola vez a la semana, no hace falta recurrir a esta tabla para saber que padece estreñimiento. No obstante, es una buena ayuda para quienes excretan una materia fecal dura y nudosa diariamente. Es un buen método para percatarse de que el tránsito intestinal no va bien.

¿Quién iba a pensar que echar una mirada al producto sería suficiente para tener una idea de cómo se trabaja en nuestra cadena de montaje intestinal?

No obstante, como todas las cosas en la vida, el resultado siempre es decisivo. Y aquí pasa igual.

Con todo, falta saber qué debemos hacer para que aparezca ante nuestros ojos un producto excelente y nos beneficiemos de ello desde el punto de vista de la salud.

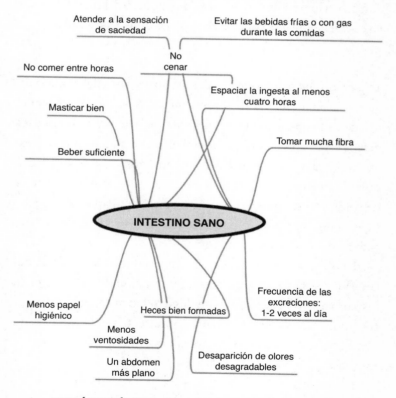

PAUTAS PARA MEJORAR TU SALUD INTESTINAL

Atender a la sensación de saciedad

Evitar las bebidas frías o con gas durante las comidas

No comer entre horas

No cenar

Masticar bien

Espaciar la ingesta al menos cuatro horas

Beber suficiente

Tomar mucha fibra

INTESTINO SANO

Menos papel higiénico

Heces bien formadas

Frecuencia de las excreciones: 1-2 veces al día

Menos ventosidades

Un abdomen más plano

Desaparición de olores desagradables

¡VERÁS QUÉ BIEN TE SIENTAN ESTOS CAMBIOS!

Gestión de calidad

¿Qué te parece si le dedicamos un minuto al control de calidad? Recapitulemos una vez más desde el principio: la digestión empieza en la boca. Seguidamente, mediante el acto de tragar, el bolo alimenticio llega al estómago por el tubo digestivo y desde allí es enviado al duodeno después de pasar por el píloro. Luego continúa hasta el intestino delgado, que desemboca prácticamente donde empieza el intestino grueso, en una curva lateral con un extremo sellado; de ahí que se le llame ciego. El colon constituye el último segmento intestinal, y con la defecación, a través del ano, se despachan los residuos digestivos en el inodoro del cuarto de baño. La operación final se completa en apenas unos 18 segundos.

Tal vez aún no sepas que las distintas porciones del aparato digestivo están unidas entre sí por conductos nerviosos, de manera que cada operario de la cadena de montaje sabe si todos los demás están en sus puestos, si trabajan adecuadamente o si están enfermos. La mayor parte son autónomos y no obedecen órdenes de arriba, del cerebro. En cambio, el sistema muscular depende del cerebro en todo momento: si se colapsa, todo se detiene, a diferencia de lo que sucede con los activos de nuestra cadena de montaje en el intestino.

La dirección, entiéndase el cerebro, interviene solo si es necesario, con el fin de regular alguna función. Sin embargo, en los numerosos procesos que se desarrollan al margen de nuestra voluntad, solo podemos influir indirectamente con nuestra conducta, un procedimiento que no es difícil y, además, resulta muy efectivo.

En realidad es increíblemente fácil. Quizás ahora te preguntes cómo ciertos factores, como son una masticación prolongada, evitar picar entre las comidas y una cena frugal, puedan influir en la salud intestinal y, por lo tanto, en el bienestar general. Pero no solo puede ser, sino que, efectivamente, es así. Si asumes tu parte de responsabilidad en la gestión de calidad intestinal, observarás que le sienta bien o, al menos, que presenta una mejoría, y podrás evaluar cada día basándote en el producto, o sea, tu evacuación, si el órgano presta buenos servicios.

Dicho esto, quiero remarcar que es evidente que las enfermedades intestinales requieren un tratamiento específico y consulta médica.

Los conocimientos adquiridos hasta aquí sobre el proceso de la digestión te ayudarán a realizar unos cambios que, tal vez, iban siendo necesarios desde hace mucho tiempo en relación con tus hábitos alimenticios.

2
Por vías secundarias. Cuando el intestino enferma, nosotros también

La leche, el pan y la fruta pueden resultar perjudiciales: no mata el veneno, sino la dosis

El aspecto de las heces no solo está condicionado por los hábitos alimenticios. Sería demasiado fácil, y la realidad es más complicada. Como ya hemos mencionado, masticar bien, no comer entre horas y cenar poco constituyen las premisas fundamentales para el buen funcionamiento intestinal y una absorción saludable de los nutrientes. Pero, con frecuencia, ni siquiera es perjudicial el alimento en sí, sino la cantidad que se ingiere.

Debido a la lactosa, los productos lácteos como la leche, el yogur, la nata o el queso fresco causan problemas digestivos a numerosas personas. Pasada la infancia, un 80% de la humanidad deja de producir lactasa, la enzima que interviene en la degradación de la lactosa. Si no se degrada, tampoco será absorbida por el intestino delgado e irá a parar directamente al colon, donde será pasto de las bacterias y fermentará, provocando flatulencias y diarrea.

Otro componente alimenticio que da problemas a mucha gente es el gluten, presente en un buen número de cereales. A un 1 % de las personas, las vellosidades intestinales se les irritan tanto al entrar en contacto con el gluten que se desencadenan intensas reacciones inmunológicas. Para empezar, una de las consecuencias de la diarrea es la destrucción parcial de las vellosidades, y eso conlleva que nos resulte imposible absorber todos los nutrientes que necesitamos. Sin embargo, y por suerte, esta reacción no siempre es tan rigurosa.

Lo que suele ocurrir es que apenas nos damos cuenta de que nuestro intestino se fatiga progresivamente por causa del gluten —una sustancia que también se encarga de descomponer las uniones entre las células del intestino, las llamadas «uniones celulares»—, y el órgano empieza a absorber nutrientes que en realidad no debe.

Cada vez hay más personas con un intestino tan cansado que ya no pueden digerir la fructosa, un azúcar presente en abundancia en la fruta, de modo que pasa directamente al intestino grueso, donde fermenta. Como resultado, producimos una cantidad de ventosidades espantosa y nuestro abdomen se convierte en el escenario más parecido a una fiesta popular. Ya no se preocupa de moldear el contenido digestivo, solo le importa conducir cuanto antes la materia fecal, muy blanda y fermentada, hacia el exterior. Los procesos de fermentación y putrefacción fomentan extraordinariamente la acción de las bacterias, que generarán un aumento incontrolado de toxinas. Estas debilitarán los intestinos poco a poco, favoreciendo la aparición de tumores intestinales de carácter prematuro y la calcificación de nuestros vasos sanguíneos.

En este capítulo veremos qué consecuencias tienen estas intolerancias para la flora intestinal, el hígado y la piel, y descubriremos cómo afectan a cada una de nuestras células, así como a la mente e incluso a la columna vertebral.

«La leche levanta el ánimo a los hombres cansados»

En los años sesenta este eslogan publicitario era muy conocido en Alemania. De la misma forma que ocurre hoy día, ya entonces la industria lechera tenía que ingeniárselas para acercar sus productos a la clientela. No obstante, la leche es un alimento básico únicamente para los bebés y los niños pequeños.

Y, sobre la supuesta idea de que levanta el ánimo, cabe decir que carece de cafeína y de cualquier otro componente que actúe como disipador del sueño. Más bien sucede al contrario; su contenido en triptófano, un aminoácido esencial, explica por qué algunas personas beben un vaso de leche tibia antes de acostarse para dormir bien. Además, el triptófano está estrechamente relacionado con la producción de serotonina, la hormona de la felicidad y de la calidad del sueño, que entre otras cosas es responsable de nuestro estado de ánimo y de cómo dormimos. Las nueces contienen una cantidad de triptófano hasta diez veces superior a la leche, así que resultan mucho más efectivas en ese sentido.

Ahora bien, la leche también puede provocar otra clase de estímulos. Supongamos que un hombre se relaja en el sofá viendo la televisión y se toma un vaso de leche. Una hora después, como mucho, cuando ya está medio adormilado, las tripas empiezan a sonarle haciendo un ruido espantoso. Para evitar males mayores, se encamina hacia el cuarto de baño, ya totalmente despejado, donde se deshace de un producto fermentado que le estaba irritando los intestinos.

En el caso de un 80% de la humanidad, esto ocurre por culpa de la lactasa, una enzima que solo producimos en la infancia y que es necesaria para degradar la sacarosa de la leche, o sea, el azúcar. La lactosa es un disacárido, un azúcar doble, formado por galactosa y glucosa, dos moléculas unidas entre sí. Pero, para que sea digerible, la enzima debe romper el enlace, ya que el intestino delgado no puede absorber un disacárido. La lactosa no digerida pasa al colon, donde termina alimentando a las bacterias. Durante la síntesis bacteriana se produce hidrógeno, dióxido de carbono y ácidos grasos. Como son sustancias irritantes, el intestino trata de desalojarlas cuanto antes. El proceso puede provocar dolores de barriga y calambres debido a la hinchazón que el dióxido de carbono provoca en las asas abdominales, mientras que el hidrógeno será absorbido por el intestino y exhalado por los pulmones.

He aquí una forma de detectar la intolerancia a la lactosa: por la mañana en ayunas ingerimos 50 gramos de lactosa y, a continuación, cada treinta minutos soplamos en un dispositivo que registra la concentración de hidrógeno en el aire espirado. Entre una y tres horas más tarde, la intolerancia se constatará por un aumento en la concentración de hidrógeno.

En los países de habla alemana, aproximadamente un 30% de la población tiene dificultades para digerir los productos lácteos que contienen lactosa. A escala mundial, esta cifra se eleva a un 80%. Se cree que toda la humanidad era intolerante a la lactosa hasta hace solo unos 5.000 años a. de C. No entraba en los cálculos de nuestra genética la digestión de la leche más allá del período de lactancia y los primeros años de vida, ya que, en realidad, está pensada como alimento para esta franja de edad exclusivamente. De hecho, la producción de lactasa se reduce por condicionamiento genético una vez transcurrida la primera infancia.

Cuando el ser humano empezó a utilizar animales domésticos y, entre otras cosas, a ordeñar a sus vacas, en algunas regiones europeas los genes mutaron. Como resultado, empezamos a poder beber leche a una edad avanzada sin contraer diarrea. Estas mutaciones se heredaron por dominancia genética y, a partir de entonces, se propagaron poco a poco, aunque curiosamente no alcanzaron el área mediterránea.

Esto explica por qué en un país como Grecia no se bebía leche hasta hace pocos años. Pero eran de consumo habitual, y tolerados, otros productos lácteos, siempre que las bacterias hubieran roto antes la lactosa mediante un proceso de fermentación lo suficientemente prolongado.

El yogur griego está expuesto a una larga fermentación dentro del tarro, de ahí que sea tolerable para los helenos. El queso curado posee un escaso contenido en lactosa por la misma razón y suele resultar inocuo para las personas con esta intolerancia. Con la globalización, se ha generalizado el consumo de leche en Grecia y otros países mediterráneos, una circunstancia que ha favorecido asimismo las flatulencias y las deposiciones muy blandas entre la población.

En África o Asia, son pocas las personas a las que no les hace daño la leche. En estos lugares, casi todo el mundo es intolerante a la lactosa, lo que significa que, a partir de los cuatro o cinco años, los niños que beben leche están expuestos a padecer diarreas y flatulencias. Allí, el chocolate con leche sería un regalo totalmente inadecuado, y no solo porque se derrite con el calor.

A pesar de que en los países del norte de Europa mucha gente posee unas condiciones genéticas idóneas para beber leche, esta capacidad de tolerancia se altera con la edad, de tal forma que, cuanto más fatigado está el intestino, menos cantidad de lactasa produce. Y un buen día resulta que uno tiene flatulencias y hasta diarrea después de haber tolerado sin problemas el café con leche durante años.

A la vista de todos estos datos, quizá sería más oportuno decir que la leche activa los intestinos cansados, cosa que también implica ciertos riesgos.

En el año 2012, la industria lechera consiguió convencer al gobierno turco de que, en aquel país, siete millones de niños tomaban poca leche o prácticamente ninguna. Para remediar la situación, se puso en marcha uno de los programas alimentarios de mayor envergadura en su historia. Todos los niños recibieron al menos una bolsa de leche gratuita desde el primer día en que se implantó el programa, y en menos de veinticuatro horas miles de niños acabaron en los hospitales, muchos de urgencias, a causa de fuertes náuseas, dolores de barriga y diarreas. Turquía es uno de los países donde la población presenta una intolerancia a la lactosa casi a escala nacional. Aquel desenlace se veía venir; sin embargo, el gobierno tomó la determinación de consolidar el programa, a pesar de que los argumentos que le condujeron a dar este paso no dejan de ser algo incomprensibles.

Los procesos de fermentación irritan el colon. Una enérgica producción de gases puede inhabilitar la válvula que protege el intestino delgado ante una invasión bacteriana. Cuando su interior es colonizado en masa por las bacterias, se habla de «sobrecrecimiento bacteriano», lo que indica que la fermentación ha comenzado en el intestino delgado. Las tripas comenzarán a sonar y a removerse apenas un cuarto de hora o media hora después de la ingesta láctea. Como están dañadas, las vellosidades ya no serán tan industriosas como de costumbre y empeorará nuestro abastecimiento de nutrientes y vitaminas.

El problema de los lácteos no es únicamente la lactosa; también la caseína, la proteína de la leche, entraña ciertos riesgos. En algunas personas actúa como alérgeno, y, ya durante la lactancia, conlleva la aparición de la llamada costra láctea, el primer indicio de una alergia en el futuro. No está del todo claro qué factores favorecen los procesos alérgicos; solo sabemos que algunas personas tienen dificultades para degradar y digerir también la caseína de la leche de vaca.

La leche homogeneizada puede provocar otro problema de salud. Con la homogeneización, los glóbulos de grasa se rompen; y si originariamente tenían un tamaño entre 2 y 10 μm (micrómetros), una vez que la leche ha sido pulverizada por alta presión se reducen hasta alcanzar una medida de 0,2 e incluso 1,5 μm. A título comparativo, recordemos que el perímetro de un cabello es de unos 100 μm. Al hacerlo, los glóbulos de grasa quedan desmenuzados hasta el extremo de que ya no ascienden; por eso tampoco se forma nata.

La homogeneización favorece que la leche sea más digestiva y, por lo tanto, también se tolera mejor. A los seres humanos les resulta muy difícil digerir los glóbulos de grasa tal como son; por eso, aquí intervienen unas enzimas, las lipasas, que rompen estas grandes moléculas, aunque a veces pueden llegar a tener verdaderas dificultades.

De esta forma, aquellas que no han sido digeridas llegan al intestino grueso, donde se descomponen en ácidos grasos libres y los llamados ácidos grasos hidroxilados, que irritan la mucosa provocando diarreas. Por esta razón, antes de inventarse la homogeneización, la leche ya era un problema incluso para las personas que producían lactasa. Y cualquiera tenía una diarrea. Los consumidores, igual que ocurre hoy día, se mostraron satisfechos con los resultados y, desde entonces, esa mayor tolerancia se ha reflejado en el aumento de las ventas. Sin embargo, los fenómenos que han favorecido la buena marcha de la industria lechera no han beneficiado a nuestra salud.

El logro de la homogeneización trajo consigo otro problema: en ensayos con animales se ha podido constatar que, ante esta clase de manipulación industrial, de la leche específicamente, los intestinos desencadenan una reacción alérgica en la que se libera abundante histamina, un compuesto orgánico involucrado de forma decisiva en nuestras defensas frente a las sustancias extrañas. El exceso de histamina provoca alergias, en particular de tipo dermatológico, y asma; también provoca un engrosamiento del intestino.

Ahora bien, las reacciones alérgicas no se atribuyen directamente a estas minúsculas moléculas grasas. Una hipótesis apunta a que las responsables son ciertas proteínas complejas rodeadas de un sinfín de diminutos glóbulos grasos que escapan así al proceso digestivo en el estómago. Y, como en un caballo de Troya, acceden al intestino delgado desencadenando reacciones inmunes.

Por todas las razones que acabamos de mencionar, está claro que a nuestro intestino le iría mejor si optáramos por reducir el consumo de productos lácteos. Pero ¿qué ocurriría entonces con nuestros huesos? Después de todo, nos han recalcado cientos de veces que necesitan el calcio de la leche. De ser cierta esta afirmación, seríamos los únicos seres vivos que necesitarían la leche de sus congéneres hasta la edad adulta para evitar que se nos rompieran los huesos por la osteoporosis. ¡Afortunadamente, esto no pasa! Es más, si la leche fuese un verdadero preventivo contra la degeneración ósea, habría menos casos de esta enfermedad en países como Austria, Suiza o Alemania y en otros lugares industrializados.

Sin embargo, cuando consideramos detenidamente la situación en estos países, constatamos que cuanto mayor es el consumo de productos lácteos más se eleva también el índice de osteoporosis. Gracias a un estudio del año 2014 realizado en Suecia, en el que participaron 60.000 mujeres y 45.000 hombres (las mujeres estuvieron en observación 22 años y los hombres 13), se pudo ver que, sobre todo en las mujeres, un alto consumo de leche favorecía las fracturas óseas frecuentes e incluso se detectó un índice de mortalidad más elevado. En resumidas cuentas, una dieta variada y equilibrada, a base de verduras, legumbres y frutos secos contiene suficiente calcio para evitar que nuestros huesos se debiliten, ni siquiera en la vejez. El movimiento, la tonificación muscular asociada a los huesos y la luz del sol nos protegerán además de las fracturas óseas.

Tendrán que pasar muchos años aún hasta que se desvelen todos los mecanismos que convierten a la leche en uno de los principales alérgenos para el ser humano. Del mismo modo, también tardaremos mucho tiempo en entender por qué los huesos de las mujeres se vuelven porosos a causa de la leche y mueren antes. Pero, hasta entonces, no hay por qué poner cara de circunstancias cuando alguien nos ofrezca un café con leche ni tampoco rechazar un buen queso curado, si a uno le apetece darse un gusto.

Es importante prestar atención a la calidad de los productos lácteos. Nos vendría bien evitar los de procesamiento industrial, así como un consumo diario excesivo.

Y si después de tomar un café con leche tienes flatulencias, quizá debieras plantearte que cabe la posibilidad de que seas intolerante a la lactosa. Por otro lado, si empiezan a salirte eczemas por alguna razón inexplicable, conviene recordar que la proteína de la leche puede ser la causa.

El pan nuestro de cada día

Nuestro pan de cada día perjudica al intestino, o, mejor dicho, lo que lo perjudica son los procesos a los que el ser humano lo ha sometido en las pasadas décadas. Los cereales no siempre nos han acompañado como producto alimenticio. Si nos imaginamos que la historia de la humanidad es una carta de 60 m de longitud, los cereales aparecen en nuestra dieta en la última hoja.

Hasta ese momento, el ser humano se daba por satisfecho con lo que cazaba o recolectaba. Evidentemente, ya se había percatado de que algunas especies de pájaros se alimentaban de granos de cereales. Pero, al intentar hacer lo propio, comprobó que su tracto digestivo no sabía muy bien qué hacer con ellos, pues volvían a reaparecer en las heces. Así que, de momento, se contentó con propagar los distintos tipos de cereales.

Como ya hemos apuntado, aquellos granos excretados intactos no terminaban de convencer como alimento, y nuestros ancestros tuvieron que darle muchas vueltas a la cabeza hasta idear la forma de desmenuzarlos en trozos mucho más pequeños. Además, ya tenían el suficiente ingenio para saber que necesitaban aplicarles calor para conseguir que fueran digestivos. De esto hace 10.000 años, y todavía hoy no todas las personas han conseguido acostumbrarse a este producto alimenticio relativamente reciente. La harina se ha molido durante siglos, y con sus constituyentes poco digeribles se alimentaba a los cerdos hasta que con la nueva ola de la cultura biológica, surgida en los años setenta del pasado siglo, llegaron otras enseñanzas mejores en apariencia. La fibra de la fruta y las hortalizas podía ser un recurso muy moderno, pero, por desgracia, en algunos casos dificultaba la digestión, como sucedía con los productos integrales.

En realidad, el hecho de que aumentara la producción de gases intestinales bastaba para advertir que algo no iba del todo bien. Sin embargo, muchos pensaron que el gas era la expresión de un nuevo estilo de vida saludable y recibió el visto bueno. Pero el calificativo de «poco digestivo», atribuido con justicia a muchos productos integrales, no es la única razón por la que el grano dificulta la vida de algunos intestinos.

Parte de culpa también la tiene el gluten, un conjunto de proteínas presente en casi todos los cereales. Su nombre, derivado del latín, significa *cola*. De hecho, posee propiedades adhesivas. Cuando trabajamos una masa y la ablandamos con mucha agua se forma una especie de chicle inmenso por la acción del gluten. En el horno, el gas que se forma al añadirle la levadura hace subir la masa gracias a las innumerables proteínas adhesivas que contiene. Así, se elabora un pan tan esponjoso que, si fuera de grandes dimensiones, hasta podríamos saltar sobre su superficie como si fuera un trampolín.

En los últimos años, y mediante las técnicas de especialización en los cultivos, se ha triplicado la cantidad de gluten en el trigo, el cereal más utilizado para que el pan sea absolutamente esponjoso. La masa de máquina es más fácil de fabricar si contiene mucho gluten, de manera que no se escatiman sus burbujas para que al final quede como el chicle. El pan del día con poco gluten suele tener la misma consistencia que el pan rico en gluten pasados unos días. Es más consistente y compacto, unas cualidades poco sugerentes para muchos consumidores.

No es de extrañar que haya empeorado su tolerancia. Pues, en muy pocos años, el ser humano ha sometido el trigo a unos procesos que la naturaleza habría tardado milenios en culminar.

Es evidente que, en general, los cambios no son malos. ¿Qué sería la vida sin ellos? Todo depende de si nuestro organismo los acepta o si, por el contrario, conviene más obviar algunos.

El gluten del trigo no siempre es el terror de nuestros intestinos. El doctor Schuppan, profesor de la Universidad de Mainz, dedicó un año de investigación a la búsqueda de otros posibles agentes perjudiciales y dio en la diana. El trifosfato de adenosina, una proteína empleada por la industria para aumentar la respuesta inmunológica contra los insectos del trigo de alto rendimiento, es otro causante de las molestias intestinales. Pero a nadie se le ocurrió pensar que, si era efectivo como insecticida, además de resistente, podía lastimar nuestro intestino.

Si nos preocupamos por nuestra salud y nuestro objetivo es conseguir que el intestino esté cada vez más en forma, debemos evitar el trigo modificado genéticamente. En las tiendas de productos biológicos encontrarás pan de trigo que no haya sido expuesto a estas alteraciones.

Celiaquía

En una enfermedad como la celiaquía, es el intestino quien decide si un alimento es beneficioso o perjudicial. En Alemania, una de cada cien personas aproximadamente padece esta enfermedad, que le cambia la vida a cualquiera. Hace tan solo 25 años el porcentaje era uno de cada mil. La enfermedad avanza; no hay más que ver las estanterías de los alimentos sin gluten de los supermercados, que cada año que pasa son un metro más largas que el anterior. Cuanto más trigo consume un país, más frecuente es esta enfermedad.

En Turquía se consumen 200 kilos de pan por persona al año y la celiaquía es muy común, con 1,5 casos por cada 100 habitantes. En Europa, Alemania e Irlanda van en cabeza, con 80 kilos aproximadamente. En vista de que en los libros escolares se suele representar a los franceses con la típica *baguette* en la mano y que ningún otro país ha desarrollado una fijación igual por una especialidad panadera, se podría pensar que Francia es el país donde se consume más pan; en cambio, ni siquiera llegan a los 60 kilos anuales, así que más bien tienen un consumo medio.

Pero ¿por qué este conjunto de proteínas denominadas gluten perjudica tanto a algunos intestinos?

Cuando una persona padece celiaquía, cierto tiempo después del primer contacto con un alimento nocivo para esta se desencadena en el intestino una fuerte reacción inmunológica contra la gliadina, una proteína presente en el gluten. Esta reacción es tan intensa que, al poco rato, las vellosidades del intestino delgado resultan muy dañadas y, si no se pone remedio, al cabo de los años quedarán arrasadas. Las deposiciones serán mantecosas porque las grasas absorbidas con la alimentación no se habrán digerido, se producirán diarreas y vómitos, y asistiremos a un creciente deterioro del organismo, ya que el hierro, los aminoácidos, el zinc y las vitaminas A, E, K, D y B_{12} no se absorberán en cantidades satisfactorias.

En un intestino saludable, la mucosa es responsable de cuanto se absorbe en el organismo, así como de aquello que debe quedarse para su posterior desalojo. Sin embargo, la mucosa intestinal dañada se vuelve permeable para la gliadina, lo que explica que en los celíacos se constate un mayor número de anticuerpos de gliadina en la sangre. Por lo demás, no está claro cómo evolucionará la enfermedad en el futuro.

Sabemos con toda certeza que, aproximadamente en un 90% de los enfermos, el sistema inmune produce anticuerpos contra las proteínas de los músculos intestinales: la bien conocida transglutaminasa y el endomisio (la sustancia intercelular del músculo liso). Eso significa que el intestino no solo resulta deteriorado por las reacciones inmunológicas contra el gluten, sino que es atacado además por las defensas directamente. Los pacientes celíacos son más propensos a desarrollar muchas otras enfermedades autoinmunes: aquellas en las que el sistema ataca los tejidos endógenos por error. Entre estas figuran la diabetes tipo 1, la artritis reumatoide y la tiroiditis de Hashimoto. Las inflamaciones intestinales crónicas como la colitis ulcerosa y la enfermedad de Crohn también se presentan con más frecuencia; no obstante, el asma bronquial y los eccemas se asocian igualmente a esta patología. Análogamente, sería comparable con el comportamiento disfuncional de un perro guardián adiestrado para atacar a intrusos que un buen día se ofusca y empieza a morder a todo cuanto se mueve con dos piernas, incluido el dueño, que en nuestro caso son los órganos.

Es muy probable que las mejoras en el diagnóstico hayan favorecido el aumento del número de celíacos. Pero, a su vez gracias a estas, hoy también sabemos que no todos los enfermos padecen necesariamente diarrea. En la edad adulta, la mayor parte de los afectados acude a una consulta porque padece una extrema fatiga, dolores en el sistema nervioso y propensión al sangrado o a los edemas. Así pues, cuando nos encontremos ante afecciones que carezcan de una explicación clara, sería oportuno pensar en una celiaquía y en determinar los anticuerpos correspondientes con un análisis de sangre.

Pero ni siquiera con esto podemos dar aún el asunto por concluido, ni mucho menos: al margen del pan, el gluten y el trifosfato de adenosina, hay otros factores que alteran la mucosa intestinal.

Ábrete, sésamo

El intestino no se vuelve permeable debido a ciertas reacciones inmunológicas ni porque unas proteínas extrañas destruyan la mucosa intestinal.

Hace unos diez años se descubrió una proteína que es capaz de separar las uniones intercelulares intestinales: la zonulina. Mediante esta proteína, el intestino se vuelve permeable para toda clase de moléculas grandes, que no deberían incorporarse al torrente sanguíneo de esta forma, porque el sistema inmunitario las identificará inevitablemente como cuerpos extraños, y activará reacciones de defensa.

A su vez, la tasa de zonulina en la sangre y en las heces es elevada en muchas enfermedades autoinmunes como la diabetes de tipo 1, la artritis reumatoide o la tiroiditis de Hashimoto, al igual que en ciertas afecciones inflamatorias intestinales como la colitis ulcerosa y la enfermedad de Crohn. Esta proteína es una especie de fórmula mágica que deja la puerta abierta a toda clase de intrusos a quienes no se les ha perdido nada en nuestro torrente sanguíneo y que, con toda probabilidad, causarán algún perjuicio.

Falta por saber por qué un intestino dañado produce una proteína cuya acción va orientada a perjudicar a todo el organismo. Pero aún tendremos que esperar algún tiempo para conocer la respuesta.

Un sencillo análisis sanguíneo o de las heces servirá para determinar el índice de zonulina. Así podremos comprobar si nuestro intestino está deteriorado y, de ser así, en qué medida.

Cuando las manzanas se inflan

En el caso de la leche y el trigo hablamos de alimentos que pueden perjudicar el intestino por su origen. Después de todo, su presencia en la dieta humana es relativamente reciente. Si mañana dejáramos de consumirlos, no sería ninguna tragedia; al contrario, más de un intestino volvería a sonreír.

Pero ¿qué pasa con la fruta? Desde la perspectiva de la historia de la humanidad, hace ya mucho tiempo que forma parte de nuestra dieta y siempre ha recibido elogios por su contenido en vitaminas. Entonces, ¿dónde está el problema?

Pues el problema que plantea la digestión de la fruta aparece cuando la fructosa —el azúcar que contiene— no se digiere bien. Hay un tipo de intolerancia muy poco frecuente en la que, si bien se absorbe, no se sintetiza correctamente por un defecto enzimático de origen genético. Como resultado, aparecerán trastornos renales y hepáticos, así como crisis de hipoglucemia. En cambio, una absorción deficiente de fructosa, denominada erróneamente intolerancia a la fructosa, es algo muy distinto. Aquí el trastorno obedece a que el sistema de transporte ha sido mal entrenado o está sobrecargado; de ahí el problema.

Esta cuestión merece una explicación más detallada: la fructosa es un monosacárido y es conducida por uno de los muchos sistemas de transporte desde el intestino hasta las células o a través de ellas. El primer sistema de facilitadores de transporte que fue descubierto transporta glucosa —también un monosacárido— a las células de la sangre, por eso recibió el nombre de GLUT1. Hasta ahora se han encontrado otros catorce sistemas de transporte. El sistema responsable del transporte de fructosa a través de las células intestinales fue el quinto en ser descubierto, por eso lo llamaron GLUT5. Un intestino sano con un sistema transportador que funciona bien es capaz de movilizar entre 30 y 40 gramos de fructosa al día.

Cuando se supera esta cantidad ya no se transporta y, por lo tanto, no se absorbe; se acaba enviando desde el intestino delgado al grueso, donde termina como alimento para las bacterias.

Estas reciben con satisfacción la porción de azúcar extra y la fermentan, convirtiéndola en alcohol, dióxido de carbono, hidrógeno y ácidos grasos, los verdaderos causantes de las molestias características provocadas por una absorción deficiente de fructosa. El dióxido de carbono provoca gases, los ácidos grasos suelen causar diarrea y el hidrógeno es el factor de diagnóstico determinante. Como sucede con la prueba de la intolerancia a la lactosa, al poco rato se revela su presencia en el aire exhalado al soplar en un pequeño dispositivo de medición.

Para que te hagas una idea, puedes comparar estos transportadores con una empresa de autobuses que solo puede acoger a cierto número de personas cada día. Cuando los vehículos están llenos, el resto de los pasajeros debe quedarse afuera. Hasta hace pocas décadas, esto no suponía un problema, ya que la ingestión de fructosa era relativamente escasa. El consumo medio ha sido de 15 gramos diarios durante mucho tiempo. Valga decir que una manzana contiene entre 10 y 15 gramos. Pero no había fruta siempre, de modo que, si uno se daba un atracón y luego tenía gases, al día siguiente comía menos y asunto arreglado.

Aunque hoy la recomendación sea ingerir al menos cinco piezas de fruta o de verduras variadas, cabe advertir que, si le damos preferencia a la fruta, el transportador se sobrecargará y tendremos molestias, sencillamente porque no hacemos las cosas tan bien como pensamos. Además, absorbemos ingentes cantidades de fructosa sin darnos cuenta. De hecho, el tarro de mermelada donde se lee «sin azúcar» contiene fructosa, que también está presente en una lista interminable de productos alimenticios procesados.

Es interesante preguntarse por qué el transporte de fructosa tiene un límite. Al igual que el alcohol, se sintetiza en el hígado y, como este, también es tóxica en grandes cantidades, entre otras cosas por la acumulación de grasa que provoca en el órgano hepático. De ahí que sea apropiado moderar su ingesta.

Ahora bien, si solo se puede absorber cierta cantidad de fructosa, ¿cómo es posible que algunas personas tengan un hígado graso por causas ajenas al alcohol? Para empezar, el azúcar de mesa es doble (un disacárido) y se compone de dos azúcares simples: la fructosa (el de la fruta) y la glucosa (la sacarosa).

Todas nuestras células se alimentan de glucosa. El intestino la absorbe casi de forma ilimitada. Una vez aquí, se descompone en azúcares simples y la fructosa se acomoda camuflada en el autobús, que en realidad solo debería transportar glucosa y llega hasta el hígado de polizón.

El sorbitol, un sucedáneo del azúcar empleado a menudo en la industria, bloquea el sistema transportador de la fructosa. Para entendernos, es como si el Papa estuviera en el autobús y nadie más pudiera sentarse. Cuando esto ocurre, la fructosa no se absorbe como es debido y, por lo tanto, aumentarán las molestias.

Hasta aquí solo hemos hablado de la gente que pretendía subir al autobús y, lamentablemente, no ha encontrado sitio. Pero hay algunas enfermedades o afecciones intestinales en las que intervienen transportadores cuyo tamaño es mucho menor que los autobuses, es decir, que tienen una capacidad mucho más reducida. Para muchos intestinos el gluten supone una carga de estas características y su intolerancia se da en combinación con una colonización bacteriana errónea. ¿En qué medida se relacionan todos estos factores?

La relación de sinergia se produciría de la siguiente manera: como el gluten debilita el intestino, cada vez pasan por allí menos autobuses, así que la fructosa no se absorbe por completo. Esto provocará intensos procesos de fermentación en el intestino grueso ascendente y, además, los gases generados deteriorarán la válvula pilórica que media entre el intestino delgado y el grueso. A partir de ese momento ya no se cerrará bien y los gérmenes del intestino grueso colonizarán cada vez más áreas del intestino delgado, con lo que irá perdiendo fuerza y salud paulatinamente.

Varios estudios realizados en diferentes países han concluido que una tercera parte de las personas que consumieron 25 gramos de fructosa no absorbieron esta sustancia del todo. Así pues, para muchas personas, los valores de 30 o 40 gramos —considerada la tasa normal— es completamente absurda.

«Para que se lo coman los gusanos, que lo disfruten los humanos», dice un viejo refrán popular. Sin embargo, seguramente antaño se ignoraba que el intestino grueso se convierte en un infierno cuando las bacterias entran en acción y que las consecuencias pueden derivar en enfermedades serias.

Solo la mitad de los afectados por una intolerancia a la fructosa es capaz de detectar las flatulencias y la diarrea propiamente características, cuyo origen se debe, no pocas veces, al síndrome del colon irritable. El resto posee bacterias que no reaccionan con tanta virulencia a la fructosa, por tanto los procesos de fermentación son más moderados. Podríamos pensar que esto es una suerte. Pero lamentablemente no es así, dado que esta situación acarrea otros problemas.

Las flatulencias y la diarrea son meros síntomas; la enfermedad que los causa es un intestino cansado o enfermo. Y, como vemos, falla, no solo en el momento de absorber la fructosa, sino también otros nutrientes y sustancias vitales.

Los afectados padecen depresiones con más frecuencia. La causa se atribuye supuestamente a las dificultades que tiene el intestino para absorber también el triptófano, pues cuando hay una intolerancia a la fructosa, este aminoácido se presenta en la sangre en menor cantidad. Como ya hemos mencionado, el triptófano se sintetiza en el cerebro como serotonina, la bien conocida «hormona de la felicidad». Menos triptófano en la sangre significa menos serotonina en el cerebro, así que el estado de ánimo se resiente.

Un poco de chocolate siempre anima. Cuando comemos algo dulce, el páncreas produce insulina, la responsable de metabolizar la glucosa. Además, se ha demostrado que esta hormona también es capaz de mejorar la absorción de triptófano en el cerebro. Obviamente, no es una solución para aquellos estados depresivos que derivan de un intestino cansado, aunque solo sea por el consiguiente aumento de peso. Pero, en cualquier caso, sirve para aclarar la cuestión.

La deficiencia de ácido fólico y zinc también son fenómenos frecuentes. En estos estados deficitarios, y más aún tratándose de depresiones, sería sensato reducir de forma drástica el consumo de fructosa, al menos una temporada. El plan de entrenamiento intestinal que te proponemos mejorará la capacidad de absorción de triptófano, ácido fólico y zinc, y la vida volverá a ser más grata.

Ahora ya sabes por qué los productos lácteos, el pan y la fruta deben degustarse con precaución. No hay razón para renunciar aterrorizados a estos alimentos, pero, efectivamente, conviene prestar atención a las cantidades que se ingieren. La moderación siempre es una buena consejera.

La prueba de madurez

Otra sustancia que puede causar un gran desaguisado en nuestro organismo cuando un intestino está cansado es la histamina. Nuestro cuerpo produce este compuesto, pero también está presente en otros seres vivos y plantas, e incluso las bacterias pueden fabricarla. Es un todoterreno, para bien o para mal, como veremos enseguida.

La lista de posibles trastornos que puede generar es larga: dolores de cabeza y migrañas, congestión o goteo nasal, aceleración del pulso y palpitaciones —llamadas también extrasístoles—, heces muy blandas, incluso diarrea, presión arterial baja, ojeras hinchadas o la aparición de ronchas en el cuerpo o en la cara, en forma de urticaria. Cualquiera de estos síntomas puede ser indicio de una intolerancia alimentaria. El desencadenante de estos desórdenes de salud es la presencia de bacterias productoras de grandes cantidades de histamina en los alimentos que requieren un largo proceso de maduración.

La histamina participa de forma determinante en la defensa contra las sustancias extrañas e inflamatorias en todas las enfermedades de tipo alérgico y el asma. Asimismo favorece la dilatación de los vasos sanguíneos y la contracción del útero, que, siendo un receptor de esta sustancia, desencadenaría contracciones en el embarazo.

Esto merece una consideración más detallada: con el fin de evitar las contracciones, la placenta produce una enzima denominada diamino oxidasa que degrada la histamina. En las mujeres embarazadas, la presencia de esta enzima en la sangre es 500 veces superior a las demás.

Ciertamente, un intestino delgado sano puede producir esta enzima en cantidades suficientes para neutralizar la histamina extra absorbida a través de la alimentación o la producida por las bacterias intestinales, ya que de otro modo se podrían producir los trastornos mencionados antes.

En cambio, los intestinos enfermos no están en condiciones de producir enzimas neutralizadoras en suficiente cantidad y, además, el alcohol y algunos medicamentos reducen aún más su producción. Por tanto, cuando la histamina llega a la mucosa intestinal, la diamino oxidasa vuelve a estar lista para entrar en acción. Y, si esto aún no fuera bastante, el hígado realizará un último intento segregando una enzima, que llamamos n-metiltransferasa, para evitar una catástrofe incendiaria mayor.

Puedes comparar estas enzimas con las unidades del cuerpo de bomberos, siempre atentos a la aparición de posibles puntos de ignición para evitar que se desate el fuego.

¿Cómo se refleja todo esto en la vida cotidiana? Vamos a suponer que tus intestinos funcionan bien y que tus células intestinales producen la diamino oxidasa suficiente. En la cena ingerimos algunos alimentos ricos en histamina, un filete de atún y un poco de queso emmental para cerrar el estómago, y además bebemos una copa de vino tinto o más. Para empezar, el vino tinto es muy rico en histamina, y, en segundo lugar, el alcohol que contiene deja a los bomberos fuera de combate en el intestino. Por lo tanto, no es de extrañar si al día siguiente nos levantamos con la nariz tapada y dolor de cabeza. Con el vino blanco, que posee menos histamina, posiblemente habríamos evitado estas desagradables consecuencias.

La diarrea y los problemas circulatorios que quizás hayas experimentado ya en alguna ocasión por ingerir un alimento en mal estado posiblemente se debieran a su elevada cantidad de histamina. Al día siguiente uno debería sentirse mucho mejor. Pero, si el malestar persiste mucho tiempo, habrá que ir más allá y preguntarse por la acción de las bacterias en los alimentos contaminados.

Suponiendo que padezcas solo uno de los síntomas mencionados anteriormente, tal vez sin saberlo estás a punto de averiguar si los alimentos que habías ingerido estaban ya en estado de descomposición o si tu intestino se ha vuelto perezoso y es incapaz de tener a punto suficientes unidades de bomberos. También cabe la posibilidad de que el alcohol o algún medicamento haya inutilizado parte de las unidades, o tal vez has ingerido algún alimento liberador de histamina endógena que te ha provocado una reacción alérgica.

Hay un modo sencillo de salir de dudas: durante una semana no comas alimentos ricos en histamina, deja de lado las bebidas alcohólicas y los alimentos susceptibles de desencadenar alguna alergia en tu organismo. Asimismo, antes de modificar tu dieta, siempre puedes acudir al médico para determinar el contenido de histamina y diamino oxidasa en tu organismo con un análisis clínico. A menudo los resultados no son claros, por lo que esta abstinencia de una semana siempre se debería tomar muy en consideración en el momento de evaluar los análisis.

Cuando pongas en marcha tu plan de salud orientado a recuperar el equilibrio intestinal, el listado de alimentos que encontrarás a continuación te aportará una valiosa información en relación a la histamina.

Alimentos que contienen histamina

> Queso curado +++

> Salami y embutidos +++

> Pescado fresco, si no es de pesca salvaje +++

> Vinagre de vino tinto +++

> Col fermentada +++

> Tomates +

> Espinacas +

Bebidas alcohólicas que contienen histamina

> Vino tinto +++

> Champagne +++

> Cerveza de trigo ++

> Vino blanco +

> Cerveza +

Inhibidores de diamino oxidasa (encontrarás información sobre estas sustancias en la Wikipedia)

> Alcohol
> Acetilcisteína (ACC, expectorante para la tos)
> Ambroxol
> Aminofilina
> Amitriptilina
> Cloroquina
> Ácido clavulánico
> Isoniazida
> Metamizol
> Metoclopramida
> Propafenol
> Verpamil

Liberadores de histamina (sustancias presentes en algunos alimentos que pueden desencadenar la producción de histamina)

> Chocolate
> Eventualmente los cítricos, las fresas, el kiwi y los frutos secos

Flora y fauna: las bacterias son inofensivas

El intestino no solo es vulnerable a ciertas sustancias que absorbemos con la alimentación. También pululan en nuestras tripas microorganismos o microbios, y todo cuanto afecta a su proliferación influye en las funciones intestinales y en nuestra salud en general.

Por flora intestinal debemos entender la totalidad de los microorganismos que hay en el intestino, e incluso en las bocas de quienes se proponen favorecer su salud con los microorganismos vivos de los probióticos, aunque la idea de ingerir un yogur inoculado con gérmenes fecales quizás horrorice a más de uno. Se habla mucho de la flora intestinal, pero veamos qué sorpresas nos depara todavía.

Flora era la diosa romana de las flores y la juventud, aunque también es un término que se emplea para designar el estudio del reino vegetal. Por tanto, sería absolutamente legítimo preguntarse qué se le ha perdido a la flora en nuestro intestino. Hasta hace relativamente poco tiempo, las bacterias se clasificaban dentro del grupo de las plantas, y la flora intestinal ha conservado su nombre en recuerdo de esta antigua etiqueta. De hecho, las amebas y los gusanos que habitan por equivocación en nuestras tripas deberían incluirse dentro de la fauna intestinal, porque para eso pertenecen al reino animal. Pero, para evitar complicar el asunto más de lo necesario, se ha conservado la designación de flora intestinal en alusión al conjunto de bacterias, hongos, parásitos y virus, entre otros microorganismos que viven en nuestras tripas.

En los intestinos existen alrededor de mil especies bacterianas diferentes. En cada uno de nosotros habita una nutrida variedad formada por unas 300 especies selectas. Y desconocemos la apariencia de aproximadamente la mitad de ellas, pues no hay forma de cultivarlas fuera del intestino, del mismo modo que ignoramos por qué hemos elegido estas 300 en concreto. Pero se supone que este fenómeno está asociado a los gérmenes con los que entramos en contacto cuando llegamos al mundo. Por eso quizá los niños nacidos por cesárea presentan colonizaciones distintas de los que nacen por parto natural y están en contacto con los gérmenes del canal uterino.

Cualquier persona lleva de paseo a un total de cien billones de bacterias en sus intestinos, unas 100.000.000.000.000 nada menos. Si nuestras bacterias fueran tulipanes y plantáramos cien en un metro cuadrado, y considerando que el planeta fuese una inmensa superficie de cultivo sin océanos, cada uno de nosotros podría plantar 2.000 planetas similares a la Tierra solo con tulipanes. ¿Qué os parece si le damos un breve repaso a la historia de las bacterias?

Poco después de que en la ciencia europea se dieran a conocer las primeras bacterias intestinales hace unos doscientos años, comenzaron los trabajos para indagar si eran beneficiosas, inocuas o perniciosas para el organismo.

En 1880, Louis Pasteur, un químico y microbiólogo francés, realizó unas investigaciones sobre animales alimentados con comida esterilizada para saber si podían vivir sin bacterias intestinales. Como todos murieron, dedujo que la flora intestinal era esencial para los seres humanos. A todo esto, ya por entonces había constatado también que las bacterias podían ser perniciosas una vez traspasado el medio intestinal. Sin embargo, lamentablemente, Pasteur todavía ignoraba la existencia de las vitaminas y no tuvo en cuenta que al esterilizar su comida estaba anulando cualquier posibilidad para la supervivencia de aquellos animales. Por otra parte, como la cirugía aún estaba en mantillas, tampoco podía saber que las personas sometidas a una colestomía, por un accidente o una enfermedad grave, pueden vivir igualmente una vida larga y saludable pese a carecer de los microorganismos del colon.

A principios del siglo xx, una vez constatada la importancia vital de las vitaminas, incluso se llegó a afirmar que las bacterias eran productoras de vitaminas imprescindibles para abastecer de nutrientes a nuestro organismo. Y se apuntaló esta idea con todos los recursos.

Más adelante, cuando en los años treinta se demostró que se puede vivir sin flora intestinal, que estos microorganismos consumen más vitaminas de las que producen y que la degradación de los alimentos difíciles de digerir o mal digeridos favorece la aparición de potentes toxinas, ya era demasiado tarde. Y, de hecho, las mentes de la ciencia no serían las únicas que se forjaron una opinión inamovible, cimentada durante décadas. Es más, quedó muy claro que deberían pasar otras tantas hasta que otras ideas nuevas tomaran el relevo.

En los últimos diez años, la flora intestinal y su influencia sobre nuestro organismo ha vuelto a ser objeto de importantes investigaciones.

Aunque no sean necesarias, las bacterias intestinales tampoco se pueden evitar del todo; por lo tanto, debemos convivir con ellas.

Es importante que no sean dañinas; deben ser inofensivas. Pero ¿cómo reconocer una flora intestinal inocua?

Sabemos que la boca posee una flora bacteriana y que, por la alta acidez del medio gástrico, el estómago está prácticamente libre de microorganismos, dado que muy pocos prosperan. Por último, también sabemos a ciencia cierta que ningún germen consigue salir vivo de ese infierno ácido, cuando el órgano está sano.

No obstante, cuando el estómago está enfermo o recibe el alimento mal masticado, los microbios tienen una posibilidad real de acceder al intestino delgado. A largo plazo, esta situación propiciará que nos enfrentemos paulatinamente con gérmenes nuevos que se asentarán allí favorecidos por la fragilidad del medio y unas defensas fallidas. Y con ello aumentarán también las posibilidades de que haya algunas realmente perniciosas.

Un intestino delgado sano apenas alberga microbios, al menos la primera mitad. Ahora bien, si la válvula pilórica que hay entre el intestino grueso y el delgado no cierra bien, pueden ascender desde el colon con absoluta tranquilidad. Pero tampoco este es un motivo de preocupación, ya que el intestino delgado cuenta con una defensa natural para frenar este tipo de crecimiento bacteriano.

No obstante, cuando está debilitado pierde sus capacidades de defensa y enfermamos. Como ya sabes, esta patología se conoce con el nombre de «sobrecrecimiento bacteriano intestinal». En este caso, las bacterias se abalanzan sobre el quimo antes de que termine de digerirse en el intestino delgado y de que los nutrientes lleguen a nuestro organismo a través de la sangre. Como resultado se manifestarán estados de malnutrición o carenciales, así como dolor en las articulaciones, entre otros muchos trastornos.

Normalmente, los gérmenes solo se precipitan sobre los residuos digestivos cuando están en el intestino grueso, su verdadero medio de procedencia. La cantidad y variedad de microbios, al igual que la calidad de la flora bacteriana —si es inocua o dañina—, depende solo de estos residuos digestivos.

He aquí un ejemplo de flora bacteriana: con la leche materna, los bebés favorecen la aparición de una flora intestinal muy distinta a la que desarrollarían si estuvieran alimentados con leche de vaca. La mera diferencia entre la proteína de la leche materna con respecto a la de la de vaca —esta última un poco más difícil de digerir para nosotros— es un reclamo para las bacterias, a quienes les encanta descomponer todo cuanto no hemos digerido. Por eso, los niños alimentados con biberón suelen tener más problemas intestinales; la caca empieza a apestar y más adelante pueden padecer distintas alergias.

Veamos otro más: las bacterias putrefactivas del intestino grueso viven como reinas cuando reciben carne que no se ha masticado bien o, sencillamente, cuando ingerimos demasiada.

¡Y producen toxinas de podredumbre cancerígenas! Por lo tanto, el riesgo de cáncer intestinal aumenta. La ingesta habitual de alimentos ricos en fibra constituye un factor inhibidor de este riesgo, ya que esta absorbe parte de las toxinas putrefactivas a la vez que acelera el tránsito intestinal, favoreciendo que las reacciones en la pared intestinal queden reducidas al mínimo. ¡Otra buena muestra del grado de complejidad con que se trabaja en el intestino!

Y un último ejemplo: en unas recientes investigaciones se ha demostrado que las toxinas procedentes de los residuos en descomposición de los huevos de gallina mal digeridos causan la calcificación de las arterias (arteriosclerosis).

A causa de los malos hábitos alimenticios, más de uno ha conseguido que su flora intestinal se haya convertido en una máquina capaz de transformar absolutamente todo en calorías. Y así se engorda, claro. Seguro que estás al corriente de que el sobrepeso está alcanzando límites preocupantes en los países industrializados. La flora intestinal hace lo suyo, claro está; no obstante, el problema principal sigue siendo la cantidad de comida que ingerimos y cómo.

Es probable que consigamos ejercer alguna influencia en nuestra flora intestinal si no le hacemos ascos a ingerir microorganismos intestinales; pero solo conseguiremos que mejore sustancialmente si modificamos nuestra dieta. Y esto exigirá cambiar el modo en que comemos y, si fuera necesario, también lo que comemos.

Ya hace mucho tiempo que intentamos conseguir que ciertos microorganismos inofensivos colonicen nuestro intestino con el yogur, los alimentos probióticos o ciertos medicamentos. La palabra *probiótico* alude a microorganismos vivos, como lo son las bacterias de ácido láctico presentes en el yogur o los microbios de la levadura, la col fermentada y otros alimentos.

Sin embargo, la mayor parte de estos intentos son ineficaces, sencillamente porque estos gérmenes no logran pasar a través de un estómago intacto. La acidez de los jugos gástricos los mata. Para que tuvieran alguna posibilidad, sería necesario neutralizar, al menos a corto plazo, la acidez de la cavidad gástrica con sustancias alcalinas. Además, las bacterias requieren un medio específico, adecuado para su desarrollo.

Inspirado por esta idea, en 1892, un higienista de Baviera llamado Max von Pettenkofer se tragó un centímetro cúbico de una bacteria del cólera en estado puro recién cultivada con objeto de demostrar la importancia fundamental del medio en el crecimiento bacteriano. Con todo, antes se había bebido un vaso de agua con bicarbonato de sodio, una sustancia alcalina, para contrarrestar la acidez del estómago y garantizar con ello que las bacterias del cólera llegaran a sus intestinos. No enfermó. Son dignas de destacar las locuras que hacen las personas cuando están firmemente convencidas de algo.

De hecho, intentar que un intestino sano sea colonizado por la bacteria del cólera es tan difícil como pretender que se sientan a sus anchas y proliferen otras inofensivas en uno enfermo.

Si tenemos un intestino saludable y llevamos en nuestro interior ingentes cantidades de gérmenes intestinales inofensivos, los nocivos tendrán dificultades para asentarse dado que detestan un medio sano. Una flora intestinal inofensiva se podría calificar prácticamente de sistema inmune. Estos gérmenes no tienen la menor intención de renunciar a una parte de su comida, ni tampoco van a ceder el sitio que les corresponde a unos intrusos.

Sin embargo, en cuanto empezamos a alterar el medio a causa de hábitos alimenticios dudosos y la ingesta excesiva de alimentos que provocan procesos de fermentación y putrefacción, los microorganismos perniciosos cada vez se multiplican con mayor rapidez.

Si tienes en cuenta cómo, cuándo y qué comes, tú mismo serás capaz de pronosticar qué clase de colonia bacteriana puede expandirse y cuál no. Con nuestro plan de acondicionamiento intestinal, trataremos de reducir la flora intestinal y rebajar los índices de fermentación y putrefacción para así modificar el medio. En el capítulo 3 hablaremos más de este asunto.

El dilema de los antibióticos

Preguntarnos qué comemos y cómo es determinante para saber si nuestra flora intestinal es inofensiva o, por el contrario, nociva. Los enemigos naturales de un sistema bacteriano inocuo son gérmenes patógenos perniciosos capaces de burlar todos los mecanismos de defensa. Cuando esto ocurre, solemos padecer enfermedades con diarrea. Y, si logran penetrar en el medio sanguíneo hasta afectar al resto del organismo, pueden causar enfermedades muy graves, de consecuencias fatales.

Pero esto no es todo. Hay un grupo de medicamentos que perjudican a nuestros intestinos: los antibióticos. Nadie duda de que sean un logro para la humanidad, pero además son una experiencia terrorífica para los habitantes de nuestros intestinos.

En el año 1928, antes de emprender sus vacaciones estivales, el bacteriólogo escocés Alexander Fleming (1881-1955) inoculó unas bacterias en una placa de Petri, unos recipientes circulares de vidrio para el cultivo bacteriológico. Pues bien, a su regreso constató que había aparecido en ellas un moho en cuya vecindad las bacterias no habían aumentado. El hongo recibía la designación latina de *Penicillium notatum*, cosa que llevó a Fleming a llamar penicilina a la sustancia bactericida aparecida en su laboratorio. Fleming descubrió que determinadas bacterias morían al entrar en contacto con esta sustancia curiosamente inocua para las células humanas o animales. Pero en aquel momento no se le ocurrió la idea de que aquel veneno podía servir para combatir las enfermedades.

Transcurrieron casi diez años hasta que el australiano Howard Florey —quien desempeñaba su profesión en Inglaterra— y el alemán Ernst Boris se toparon con el descubrimiento de Fleming mientras buscaban sustancias antibióticas. En el año 1941 se demostraron por primera vez los efectos de la penicilina en el tratamiento de infecciones hasta entonces mortales para los seres humanos. Por aquel entonces se disponía de tan poca cantidad de penicilina que se recogía la orina de los pacientes con el fin de recuperar parte de esta.

A pesar de todo, casi nunca solía haber suficiente cantidad para que el tratamiento diera buenos resultados. Tras una breve remisión de la fiebre, los pacientes empeoraban y morían víctimas de la infección. Sin embargo, poco después dio comienzo su producción a escala industrial para combatir las infecciones que contraían los soldados por las heridas de la conflagración. Y desde que finalizó la Segunda Guerra Mundial siempre hubo suficiente penicilina en suelo europeo.

En las últimas décadas se han desarrollado otros antibióticos para hacer frente a los gérmenes inmunes a la penicilina, y con ello también se han salvado innumerables vidas. Casi todas las enfermedades producidas por bacterias eran tratadas con éxito.

La septicemia y la endiocarditis, por citar solo dos ejemplos, acostumbraban a ser infecciones mortales antes de la era de los antibióticos. Una uña de los dedos del pie que se encarnaba y provocaba una inflamación, fácilmente podía provocar la pérdida de la pierna. Técnicamente, el éxito de las operaciones dependía de que la herida no se infectase, y eso lo conseguían gracias a los antibióticos.

Sin embargo, este logro solo es una cara de la moneda, mientras que su revés es mucho menos optimista. Condicionados por la historia de su éxito, con el tiempo, los antibióticos han dejado de utilizarse únicamente para combatir enfermedades complicadas donde la vida del paciente corría peligro. Y se ha recurrido a estos fármacos para tratar simples infecciones gripales —que, por otra parte, suelen ser de origen vírico, en cuyo caso ni siquiera son efectivos—, así como infecciones bronquiales corrientes, urinarias u otitis del oído medio, entre otras muchas.

Además, los animales de granja son tratados con grandes cantidades de antibióticos que llegan a nuestro organismo a través del consumo de carne. De este modo, muchas bacterias han aprendido a componérselas con nuevas toxinas y se han hecho resistentes frente a principios activos que antes acababan con ellas. Son unas verdaderas maestras de la mutación.

Las bacterias colonizaron nuestro planeta hace ya unos tres mil millones de años, y desde entonces han aprendido a ingeniárselas muy bien en circunstancias adversas. Son unas auténticas artistas de la supervivencia. Si no son resistentes desde el principio a la acción de ciertos antibióticos, lo serán por mutaciones del azar, pues modificarán su propio material genético con objeto de protegerse de los ataques externos.

Imagínate el siguiente escenario: en una placa de Petri —que ni siquiera alcanza el tamaño de una mano— colocamos diez mil millones de bacterias, una cantidad superior a la población del planeta, y un efectivo antibiótico que erradica a todas ellas excepto a una, que es resistente a este antibiótico.

Pues bien, un día más tarde, la bandeja estará colonizada por diez millones de descendientes de esa única bacteria. Y al siguiente ya habrá tantas como antes. Los seres humanos tardaríamos unos 400.000 años en culminar un proceso igual. Manda la ley del más fuerte, a este respecto no hay diferencias entre nosotros y las bacterias. Ciertamente, el cambio generacional bacteriano opera de forma muy diferente, ¡es mucho más rápido!

Ya no disponemos de antibióticos idóneos capaces de hacer frente a ciertas infecciones bacterianas aparecidas últimamente —cada vez más frecuentes, por otro lado—, por la sencilla razón de que se han vuelto ineficaces. En solo setenta años, muchas han aprendido a componérselas con las sustancias que en principio debían ser mortales para ellas. Las más resistentes han sobrevivido y han transmitido sus rasgos genéticos a sus descendientes.

Gran parte de nuestras bacterias intestinales se ha acostumbrado a los antibióticos. De hecho, hoy, la flora intestinal de los niños pequeños ya es resistente a la mayoría. Si nuestros gérmenes no fueran capaces de advenir como agentes patógenos, todo iría bien.

Sin embargo, la flora intestinal del ser humano se ha alterado de manera drástica en los últimos setenta años. Algunos gérmenes, con los que hemos convivido durante mucho tiempo en armonía, han sido reemplazados por otros homólogos, resistentes a los antibióticos. De hecho, estas mutaciones son los verdaderos causantes de muchas enfermedades alérgicas.

Por otra parte, los episodios de diarrea derivados de la toma de antibióticos pueden deberse a una flora intestinal devastada o a su acción directa sobre la pared intestinal, alterada por la inflamación.

Si nos enfrentamos a una enfermedad grave que amenace nuestra vida, asumiremos estos efectos secundarios como un mal menor. Pero, cuando se trata de una simple infección gripal o una inflamación bacteriana sin complicaciones, habría que reflexionar antes de recurrir a los antibióticos.

Una pócima tóxica que se cuece en el intestino y nos afecta de los pies a la cabeza

«Todo es veneno, no hay nada que no lo sea. No mata la dosis, sino el veneno», escribió en 1538 el médico suizo Filipus Aureolu Teophrastus Bombast de Hohenheim, más conocido en la historia de la medicina como Paracelso. La ingestión de sustancias tóxicas —de eso estaba seguro— era, a su entender, una de las cinco causas principales de las enfermedades.

Las toxinas intestinales se producen sobre todo durante la degradación microbiana de alimentos mal digeridos. Los procesos de fermentación o putrefacción generan ácido propiónico, ácido acético, ácido butírico, etanol y aminas, además de otros gases tóxicos de olor desagradable, como el amoníaco y el sulfuro de hidrógeno. Así se denominan este grupo de sustancias poco agraciadas entre los productos químicos. ¡Pero sigamos con el tema de la pócima de la bruja, porque la cosa se pone peor!

Los residuos digestivos no son los únicos que son objeto de la degradación microbiana. Cuando el triptófano se pudre porque nuestro fatigado intestino es incapaz de absorberlo, aparece una toxina putrefactiva denominada indol. Esta, en combinación con el escatol —otra de su misma índole—, confieren a nuestras heces su olor fecal a menudo característico.

Finalmente, tras ser absorbido por el intestino, el indol llega al hígado, donde será sintetizado en indicán, que se detecta en la sangre o en la orina. Hace muchos años, cuando se sospechaba de alguna obstrucción intestinal, se verificaba la concentración de indicán. Pues enseguida se desencadenan procesos putrefactivos de gran intensidad, tal como demuestra el elevado índice registrado de esta sustancia.

El rápido aumento de indicán en la sangre y la orina alerta de una obstrucción del conducto producida por un foco putrefacto en el intestino delgado. Su función consiste en absorber y cada día absorbe veinte veces más líquido que partículas sólidas o gases, y, por lo tanto, también toxinas putrefactivas cuando las hay. Sin embargo, al margen de su papel en la obstrucción intestinal, el indicán nos aporta información acerca del triptófano que se pudre en el intestino, de manera que ya no estaría disponible para producir serotonina, la hormona de la felicidad.

Ahora ya sabes cómo se originan las toxinas en las tripas. Pero veamos, además, cuáles son sus efectos sobre la digestión y nuestra salud.

Afortunadamente, el organismo no está desprotegido ante un ataque tóxico. Nuestras defensas comienzan a actuar en esta región propiamente. Cuando una digestión es saludable, se producen pocas toxinas en el colon. La mucosa intestinal es la primera barrera que debe superar una sustancia nociva. Si las personas que hacen una mala digestión y defecan heces malolientes no padecen todavía alguna enfermedad por estas causas, se debe a que sus defensas en el colon están intactas.

En cambio, cuando la válvula entre el intestino grueso y el delgado no funciona o solo lo hace de forma deficiente, los procesos bacterianos que generan toxinas se extienden al intestino delgado, cuya función principal, como ya sabes, es absorber sustancias y no defenderse ante una ponzoña bacteriana que ni siquiera debería estar ahí.

Sea como sea, el intestino se las ingenia para evitar una catástrofe. Imaginemos que las toxinas han irritado la mucosa intestinal y esta reacciona desaforadamente. Cuantas más toxinas, más virulenta será la reacción. La abundante secreción mucosa tiene por objeto disolver las toxinas y, con ello, eliminar las bacterias que la causan.

Al mismo tiempo se intensifica la motilidad intestinal con el fin de acelerar el avance de ese espantoso lastre, que irá acompañado de borborigmos intestinales, retortijones y sonoras flatulencias. Si la irritación es muy intensa, se producirán episodios de diarrea para desalojar la ponzoña del intestino cuanto antes. Y dolerá la barriga.

Todos hemos vivido esa situación más de una vez en nuestra tierna infancia, cuando debíamos quedarnos en la cama con una bolsa de agua caliente en el vientre y nos daban una galleta y una manzanilla para calmar la desaforada actividad de los intestinos. El recuerdo de aquel malestar sigue siendo la causa de que no sea nuestra infusión favorita, pese al alivio que nos aportara entonces.

Por desgracia, en aquellos momentos nadie nos dijo que unos buenos hábitos alimenticios habrían bastado para evitar la irritación intestinal y la infusión de manzanilla. Así que, por desconocimiento, los episodios de este tipo continuaron repitiéndose de vez en cuando hasta que un día, sencillamente, el intestino se cansó.

Pero ¿cómo podemos reconocer un intestino perezoso? Es muy fácil: ya no se defiende, y el segmento afectado funciona a escaso rendimiento. La secreción es insuficiente. A todo esto, ni siquiera hay dolor de barriga. Como la mucosa ya no absorbe por completo el quimo, se originarán más toxinas todavía procedentes de la acción de las bacterias al descomponer los alimentos no digeridos. También remitirá la motilidad intestinal, que actúa a modo de defensa. Como ya es incapaz de hacer las funciones de barrera, que es parte de su cometido, la mucosa deteriorada absorbe cada vez más toxinas y las envía al hígado a través del torrente sanguíneo.

Se trata de una estación importante, puesto que es nuestra planta depuradora endógena. El hígado tiene mucho que hacer y confiamos en su gran capacidad de gestión. Sin embargo, lamentablemente no siempre es capaz de satisfacer nuestras expectativas. Cualquier barrendero se mostraría descontento a fuerza de bregar con una gigantesca montaña de basura cada mañana. Al igual que el hígado, el barrendero tiene sus límites, y, como está cansado, su rendimiento baja. Así, la eficiencia hepática disminuye mientras cada vez más toxinas logran abrirse paso a través de la depuradora, perjudicando así al organismo.

El berrinche, el hígado y el alcohol

Si alguna vez te has tomado una botella de vino malo te vendrá bien saber por qué uno se siente como una piltrafa al día siguiente.

El hígado realiza la función esencial de procesar la desintoxicación del alcohol. Pero esto no es todo: las toxinas que ingerimos a través de la alimentación, o las que producimos al crear resistencias a los mecanismos de defensa de la mucosa intestinal, llegarán hasta este órgano a través del torrente sanguíneo.

El hígado tratará de neutralizar estas sustancias tóxicas para evitar que perjudiquen al organismo. A menudo este proceso requiere varios pasos. Y, con frecuencia también, los productos resultantes de la depuración son incluso más activos que la toxina original. La industria farmacéutica ha sabido sacar partido de esta singularidad funcional y por eso ha creado fármacos que solo son efectivos una vez sintetizados por el hígado.

El ejemplo del alcohol nos ayuda a comprender mejor este proceso. Veamos: primero, la enzima alcohol deshidrogenasa se convierte en acetaldehído, un agente tóxico más fuerte que el alcohol en sí. A continuación, la acción de otra enzima, el acetaldehído deshidrogenasa, produce ácido acético, y por último, mediante el ciclo del ácido cítrico o de Krebs, este es metabolizado en agua y dióxido de carbono, dos sustancias que serán excretadas.

Si este proceso metabólico fuese perfecto, una noche de juerga no se saldaría al día siguiente con una resaca debido a la acción del acetaldehído. El hígado graso tampoco sería la consecuencia del abundante consumo de alcohol, cosa que ocurre porque el acetaldehído interrumpe la degradación de los ácidos grasos y fomenta su crecimiento. Y, por último, el bebedor no padecería cirrosis hepática, que aparece cuando las células del hígado deterioradas son sustituidas por tejido conectivo. Si todo funcionara a la perfección, después de una buena copa de vino o cerveza, ciertamente no tendríamos alcohol en la sangre. Nunca llegaría a nuestro cerebro y nadie se achisparía. Es más, es posible que entonces nadie bebiera alcohol.

Pero, como cabe suponer, las cosas no van así. Un 10% del alcohol absorbido inicia inmediatamente el proceso metabólico. Eso se llama aprovechar las debilidades. También se eliminan de esta forma una parte considerable del alcohol de fusel y otras toxinas derivadas de los procesos de fermentación y putrefacción intestinales. Las cantidades pequeñas se neutralizan con facilidad, pero las grandes representarán un problema. Además, la capacidad del hígado para degradar el alcohol u otras toxinas varía de una persona a otra.

Por razones genéticas, muchos asiáticos producen escasas cantidades de la enzima alcohol deshidrogenasa. Así pues, bastará con que una de estas enzimas necesarias para la metabolización del alcohol no esté disponible en una cantidad suficiente para que tomar un vaso de vino no resulte nada grato.

Pero volvamos al hígado: en la Edad Media se creía que el hígado era la sede de las emociones y los humores. Ya entonces, la gente imaginaba cosas sobre el órgano hepático.

De hecho, cuando nos sulfuramos sin que haya una botella de vino de por medio y sin saber muy bien por qué, quizá la razón no sea solamente un brote de mal humor inoportuno, sino la llegada masiva de toxinas al hígado procedentes del intestino.

Un intestino enfermo puede albergar una cantidad de toxinas tan inmensa que su presencia provocará la muerte de las células hepáticas, causando una cirrosis sin beber un sorbo de alcohol siquiera.

¿Y si el hígado está cansado? Las señales características de alerta son fatiga, pérdida de memoria, problemas de concentración y un bajo rendimiento. ¿Cuántos días al año tienes la sensación de experimentar algo parecido sin haber consumido ni una gota de alcohol?

El hígado es el órgano de nuestro cuerpo con mayor capacidad de regeneración. Si una parte deja de funcionar o resulta dañada de algún modo, sus tejidos vuelven a restaurarse. Las condiciones de base son buenas, en efecto. Sin embargo, también este órgano puede fatigarse y enfermar cuando está sometido a un esfuerzo excesivo.

Será necesario seguir investigando en el futuro para identificar qué agentes desconocidos intervienen en la degradación de las toxinas intestinales, además de cómo y hasta qué punto; y cuáles, por causa de mutaciones genéticas, son menos capaces de sintetizar una u otra sustancia perniciosa para que sea más o menos inocua.

Ahora bien, ¿cómo actúan estas toxinas bacterianas sobre nuestro organismo cuando eluden el programa depurativo hepático? ¿Son la causa principal de ciertas enfermedades? Ignoramos las respuestas. De hecho, hace ya bastante tiempo que la humanidad trata de dilucidar estas cuestiones.

¿Escorificaciones o toxinas?

Cada año, puntualmente en la época del ayuno primaveral, la redacción de una importante revista, como mínimo, decide escribir algo novedoso para aquellos que tienen el propósito de favorecer su salud. Y proclaman, por ejemplo, que es impropio hablar de escorificaciones en el ser humano, porque se trata de un proceso ajeno a nuestro organismo, antes de acabar sentenciando que son meras sandeces. De entrada, está claro que un argumento semejante afianzará en su opinión a la mayoría de los lectores que no se plantea hacer nada por mejorar su salud.

¡Y la revista tiene razón! De hecho, es imposible que el ser humano pueda exponerse a procesos de escorificación. Ciertamente, aquí se está alterando el sentido de las palabras. Pero veamos si tiene sentido jugar con esa idea. Lo mejor será definir con cierta precisión el término. Así evitaremos irnos por las ramas.

¿Qué son las escorificaciones en realidad? En el proceso de combustión, cuando la ceniza es sometida a una acción calorífica más allá de su punto de fusión en el que ya no se encuentra ni siquiera en estado granular o como polvo, esta adquiere una consistencia lodosa o incluso viscosa, y da lugar a lo que se conoce como escoria.

Con un poco de buena voluntad, nada nos impide llamar escoria a nuestras heces. Sin embargo, cuando pensamos que, por definición, esta palabra remite al resultado del calentamiento de una sustancia más allá del punto de fusión en nuestro organismo, el término «escarificación» no encaja bien; a lo sumo, el estado final lodoso o viscoso al que alude podría describir alguna experiencia en el baño, pero no sería pertinente para referirse a una deposición.

Aquí, la palabra oportuna sería desintoxicación, desde luego. Como sabemos, muchas de las toxinas corporales son desalojadas por los órganos excretores a través de los riñones, la piel, el hígado y el intestino.

Estas sustancias tóxicas llegan al organismo por la vía de la alimentación, derivan de procesos metabólicos normales o son producidas por nuestro intestino enfermo, que incluso las reabsorbe en parte; pero, lamentablemente, no se excretan en su totalidad.

El hecho de que no existan escoriaciones en el sentido literal del término no significa que no haya toxinas intestinales. Es más, algunas son el resultado de la metabolización de sustancias vitales que después ya no están a nuestra disposición. Cuanto más enfermo esté nuestro intestino, más cantidad de toxinas producirá y absorberán sus paredes. Se ha demostrado que estas sustancias tóxicas afectan al intestino, el hígado, los vasos sanguíneos, la piel y la mente. Actúan sobre cada una de nuestras células. Sin embargo, y como es evidente, no siempre son las únicas responsables de que el cansancio y la enfermedad se apoderen de nosotros.

Las múltiples causas de las enfermedades

Las consecuencias capaces de acarrear un intestino enfermo han hecho historia. En China hubo una época en que imperaba la creencia de que ciertos tonos musicales imprimían movimiento al bazo. Se suponía que estos sonidos provocaban cierto cosquilleo en el estómago que, a su vez, favorecía el proceso digestivo. Hoy sabemos que el bazo se encarga de producir, almacenar y seleccionar células sanguíneas. Y se encuentra próximo al estómago, pero seguramente no le hace cosquillas.

Antaño se ignoraba la existencia del páncreas, e incluso se pensaba que en el riñón derecho se producía esperma. Sin embargo, los médicos chinos conocían muy bien la función del estómago, así como la del intestino delgado y el grueso. Ya entonces, las evacuaciones diarias eran un recurso al que se recurría para deducir el estado de salud, y se sabía que la prescripción de una dieta determinada tenía su repercusión en las excreciones y, por tanto, en la salud intestinal. Independientemente de la enfermedad, se daban indicaciones específicas acerca de qué alimentos debían comerse y cómo debían prepararse con cada tratamiento de acupuntura, uno de los pilares fundamentales en los que se asienta la medicina china.

Del mismo modo, en Occidente, también se pensaba que un intestino enfermo acarreaba numerosas consecuencias para el organismo. Hipócrates —padre de la ciencia médica y el galeno más significativo de la antigüedad, que vivió hace unos 2.400 años—, estaba seguro de que la muerte empezaba en el intestino y que ese órgano era el responsable de todos los pesares.

Actualmente, el número de tumores intestinales —benignos y malignos—, divertículos, inflamaciones y casos de colon irritable que se tratan al año nos hacen pensar que a nuestros intestinos les va mal. Y, si al órgano que nos nutre no le va bien, cabe imaginar que todo el organismo se hará eco de las consecuencias.

El intestino del ser humano se ha comparado a menudo con la raíz de una planta, una idea en absoluto descabellada si consideramos que tanto el uno como la otra son responsables de la absorción de los alimentos. Cuando una persona está gravemente enferma del corazón, todo el cuerpo padece las repercusiones de la afección cardíaca. Y así ocurre también con los riñones o el cerebro, dado que la salud de todos los órganos vitales juega un papel esencial en numerosas enfermedades, así como en la curación de estas.

El intestino es peculiar; por un lado, interviene directamente en los trastornos de otros órganos, y por el otro, resulta relativamente fácil conocer su estado de salud.

Casi todas las enfermedades del ser humano se originan por un cúmulo de factores que deben coincidir simultáneamente. Si representamos la enfermedad como una tarta, cada porción sería equivalente a uno de ellos.

En el caso de la mayor parte de las enfermedades, esta tarta se compone de numerosas porciones, y todas diferentes. Además, está la genética. Pero en este factor no podemos influir. Una anomalía genética heredada de nuestros padres a menudo se refleja tan solo como cierta debilidad, disposición o propensión, y no como una enfermedad propiamente dicha. Y no podemos cambiar esta fuerza determinante.

Otros factores son, por ejemplo, las infecciones o el estado de órganos vitales como el corazón o el riñón. Evidentemente, no debemos olvidar el importante papel que desempeñan nuestro cerebro y nuestra mente en casi todas las enfermedades. Cuando todos estos posibles factores confluyen entre sí, los perjuicios se acentúan.

Si seguimos con la analogía de la tarta, deberemos imaginar que, si está completa, con todas y cada una de sus porciones, nos enfermamos. Pero muchas veces basta con sustraer uno de sus pedazos para volver a sentirnos sanos. Y, ciertamente, no te equivocas al suponer que no es tan difícil intervenir en la porción «intestino y alimentación».

¿En qué enfermedades desempeñan un papel significativo las toxinas del intestino? Y ¿cómo se explica que sea así?

Es larga la lista de afecciones donde se ha constatado que una regeneración intestinal —con la consiguiente modificación de la flora bacteriana— ha sido determinante para erradicar dicha afección o cuanto menos ha aportado un alivio sustancial.

Si tomamos como ejemplo una dolencia tan extendida como la arteriosclerosis —esa calcificación de las arterias de sobra conocida—, que, entre otras cosas, conduce al infarto de miocardio o al derrame cerebral, podremos observar muy bien las repercusiones que ofrece la amplia visión del alcance del deterioro.

Cada día el corazón bombea 7.000 litros de sangre a través de las arterias para abastecer a nuestros órganos y a cada una de nuestras células de oxígeno, nutrientes y sustancias vitales. Las paredes arteriales están formadas por tres capas. La central se compone de fibras musculares que se contraen y se dilatan, regulando así nuestra presión sanguínea. Las arterias poseen una gran elasticidad, una cualidad de gran importancia, especialmente para las que parten del corazón, que deben equilibrar los picos de presión generados por el bombeo cardíaco.

Lejos de la víscera cordial, las arterias hacen uso de los tejidos musculares de la capa media para aumentar una presión ya alta, si es necesario, para así mejorar, por ejemplo, el abastecimiento de oxígeno. En el caso de los fumadores, cuando la nicotina entra en contacto con esta capa muscular provoca alteraciones inflamatorias y degenerativas que derivarán en arteriosclerosis e hipertensión.

Hace ya más de cien años se logró demostrar nada menos que el indol y el fenol, que conocemos como toxinas putrefactivas del intestino, pueden deteriorar las arterias igual que la nicotina, nada menos. Como ya hemos mencionado, cuando estas toxinas se absorben en pequeñas cantidades, el hígado las degrada o las sintetiza. Sin embargo, cuando son absorbidas en abundancia por un intestino enfermo y las posibilidades de depuración se han agotado, acceden sin remedio al torrente sanguíneo. Entonces, estas toxinas alojadas en los tejidos y, por supuesto, también en las paredes de los vasos sanguíneos provocarán una reacción leve que avanzará solapadamente hasta desencadenar una inflamación de consecuencias graves.

Si la inflamación es considerable, nuestro organismo intentará sellar y proteger el área con colesterina. Esto, a su vez, propiciará la aparición de depósitos en las paredes arteriales, cuya función es similar a la costra de una herida que solo se cae cuando sana. Como las toxinas irritan las paredes arteriales casi de forma permanente, esta placa protectora se vuelve cada vez más gruesa, y en el peor de los casos puede llegar a una oclusión total. Si esto se produce en una arteria coronaria estaremos ante un infarto de miocardio. En los países industrializados, las enfermedades cardiovasculares son, con diferencia, la causa de muerte más frecuente. Muy probablemente habrás leído a menudo que la alimentación importa. ¡Ahora ya sabes por qué!

Las toxinas intestinales, causantes de la «inflamación silenciosa» (expresión médica con que se denomina esta clase de inflamaciones crónicas) en nuestro organismo, suelen provocarnos fatiga y merman nuestra capacidad de concentración. Se asocian a numerosas enfermedades reumáticas, así como al tiroidismo, las depresiones y algunas otras dolencias malignas.

La piel es uno de los pocos órganos en los que podemos observar estas alteraciones. Las inflamaciones, los eccemas o, sencillamente, una tez poco saludable son indicios claros de una posible acumulación de toxinas intestinales. Pero esto no es todo, también el mundo de nuestras emociones resulta afectado.

Un órgano caprichoso: cómo las emociones influyen en la digestión y cómo influye el intestino en la digestión

Durante muchos años el intestino había llevado una existencia en la sombra, había vivido al margen de los medios de comunicación antes de resurgir como de la nada para competir en importancia con el cerebro. Así, de la noche a la mañana, la opinión pública descubría que teníamos «otro cerebro» en las tripas.

Parecía que ya estaba todo explicado desde mucho tiempo atrás: en el cuerpo solo había un jefe. Los órganos y los músculos estaban conectados al cerebro a través del sistema nervioso, y era este quien informaba a sus colaboradores sobre cómo iba el asunto. Sin embargo, el cerebro no podía ser el único que mandaba. Porque, si bien podemos soltar un pedo voluntariamente —ya que los primeros y los últimos centímetros del tracto digestivo están bajo nuestro control—, cuando se trata del contenido y, por lo que sea, el intestino no tiene ganas de hacer su trabajo, la cosa cambia y no hace su función.

El descubrimiento del segundo cerebro

En el año 1862, el médico alemán Leopold Auerbach hizo un descubrimiento sorprendente. Estaba especializado en trastornos y enfermedades nerviosas y buscaba sus causas de forma incansable. Al observar bajo el microscopio una porción de intestino, encontró una tupida red de nervios de diferente diámetro entre dos capas de músculo. Aunque el sentido y el objeto de este hallazgo permanecieron fuera de su alcance durante toda su vida, esa red nerviosa recibió su nombre: el plexo de Auerbach. ¡En ella se encuentran cien millones de neuronas, y constituye la mayor concentración del organismo, exceptuando las que hay en el cerebro!

Este plexo, formado por una red de conexiones nerviosas, se encarga de controlar de manera permanente la motilidad del tracto digestivo, recaba y elabora la información que aportan las células del sistema inmune acerca de la alimentación, sopesa las influencias hormonales y recibe mensajes del verdadero jefe sobre cualquier posible cambio. Y todo esto lo hace de forma completamente independiente, como demostraron los científicos ingleses William Bayliss y Ernest Starling a los pocos años de morir Auerbach. En su experimento anestesiaron a un perro, le amputaron los nervios que unen el intestino con el cerebro y aquel únicamente quedó conectado al organismo por los vasos sanguíneos. Así se logró demostrar que el cerebro no es necesario para que el intestino realice su actividad. Ante cierta presión, las tripas describían un movimiento ondulatorio —la peristalsis— que hacía avanzar un quimo imaginario. Al mismo animal le inyectaron después ácido clorhídrico en el duodeno para simular el vaciado del estómago, y el páncreas segregó jugos para neutralizar la acidez. Con ello quedó constatada la autonomía del intestino, que puede actuar de forma independiente sin el jefe. El mundo de la ciencia había descubierto «el segundo cerebro».

La barriga siente por una cuestión meramente nerviosa

A pesar de la autonomía del «segundo cerebro», ambos órganos colaboran entre sí, más incluso de lo que nos gustaría. Un examen genera estrés y nos entra diarrea, mientras que con una mudanza se nos quitan las ganas de ir al baño. El estreñimiento genera mal humor, y cuando estamos de muy mal humor a menudo vamos estreñidos. El miedo provoca dolor de barriga y es por los nervios; más concretamente, debido a la influencia del sistema vegetativo.

Si el tracto digestivo funcionara a pleno rendimiento al margen de su actividad a cualquier hora, tanto cuando está en tensión como en reposo, quizá fuera ventajoso en cierto sentido, pero el mecanismo sería antieconómico, pues el resto del organismo tendría menos energía a su disposición. Aquí interviene el sistema nervioso vegetativo, un mando cerebral que funciona al margen de nuestro control consciente. Esto requiere adentrarse un poco más en este conocimiento. El sistema nervioso independiente —entérico— del aparato digestivo es solo una división del sistema nervioso llamado vegetativo o también autónomo, estructurado en tres divisiones. Controla nuestras funciones vitales al margen de nuestra voluntad: la presión sanguínea, los latidos cardíacos, la respiración, el metabolismo, la actividad sexual y, evidentemente, la digestión.

Los otros dos se denominan sistema nervioso simpático y parasimpático, respectivamente. Por otra parte, está el sistema nervioso somático, que controla nuestras reacciones conscientes.

El sistema nervioso simpático es el mismo que regulaba nuestras funciones vitales en la época en que íbamos a cazar búfalos. Hoy en día también asume el control cuando atravesamos momentos de estrés, vamos a trabajar o discutimos con los vecinos, dado que nos predispone para el rendimiento y el esfuerzo. Este proceso afecta también al intestino, cuyo funcionamiento es inhibido entonces por los estímulos del sistema simpático, ya que si hay estrés necesitaremos la energía para otros fines. Cuando la situación se desborda, el intestino reacciona con dolor o náuseas o padecemos eructos, y todo porque no puede realizar sus funciones oportunamente. El estómago no se vaciará y disminuirá también la motilidad peristáltica; solo el intestino grueso manifiesta más actividad en algunos casos. El estrés prolongado impide, por lo tanto, una digestión adecuada de los alimentos. Como consecuencia padeceremos diarrea o estreñimiento, aumentará la producción de toxinas intestinales y la pared intestinal se volverá más permeable. Estos ataques tóxicos y la acción de los mecanismos del sistema inmune podrían explicar el ánimo depresivo de algunas personas.

Por el contrario, el sistema parasimpático se encarga de controlar todas las funciones cuando el cuerpo está en reposo, favoreciendo también la regeneración orgánica. Aun cuando el aparato digestivo está gestionado por su propia red nerviosa, recibe el estímulo del sistema parasimpático para aumentar la secreción de jugos gástricos con el fin de mejorar los movimientos peristálticos y para facilitar la defecación. Esto último habría supuesto un fastidioso contratiempo durante la caza del búfalo y nunca habríamos alcanzado al animal.

Volviendo al «segundo cerebro»: el intestino regula y controla la mayor parte de su actividad mediante su propio sistema, mientras que sus dos hermanos, el simpático y el parasimpático, son intervenidos por el cerebro cuando se necesita energía en otro sitio.

Todo esto discurre casi siempre de manera inconsciente. Seguramente para evitar que el exceso de información acabe saturando nuestra conciencia, solo llegan las alertas de que algo no va bien cuando nuestro sistema nervioso somático da aviso de dolor.

Esta eventualidad se observa también en muchas personas que padecen colon irritable. El umbral de irritación, que determina cuándo la información se vuelve consciente, disminuye en el caso de los afectados. A un grupo de pacientes con síndrome de colon irritable que participaba en un estudio les inflaron un globo en el intestino hasta que sintieron dolor. Gracias al registro de la actividad cerebral se demostró que, a diferencia de las personas sanas, esta información llegó amplificada al sistema límbico. En esta área del cerebro procesamos los sentimientos; pues bien, precisamente en esta región se detectó una elevada actividad neuronal en pacientes con ansiedad.

Según hemos explicado, está claro que el espectro de estímulos que median entre el estrés y el estado de reposo afectan a la digestión a través del sistema nervioso autónomo. Asimismo sabemos por nuestra propia experiencia que, además del estrés, otras emociones y sentimientos intensos como el amor, la tristeza, el miedo o la ira castigan el estómago. Paralelamente, cuando decimos que «notamos algo en el estómago» se establece una resonancia con la digestión, tanto en forma de opresión como de mariposas.

Hay muchas razones para pensar que existe una relación recíproca entre las emociones y el aparato digestivo, de tal manera que el sistema límbico «se comunica» con la digestión. Es más, sabemos que nuestras emociones se procesan en el sistema límbico cerebral, exactamente igual que las informaciones que le envía el intestino.

Por lo tanto, estamos bastante seguros de que un intestino sano contribuye al equilibrio emocional. Por el contrario, los estados emocionales como el miedo o el estrés a largo plazo tendrían una repercusión negativa en nuestra digestión. Las terapias de relajación y equilibrio emocional como el yoga, el entrenamiento autógeno o la meditación te ayudarán a favorecer la digestión y tu bienestar.

¡Socorro!, la barriga se hincha, el corazón se lamenta y la columna vertebral llora

Una barriga hinchada es molesta. Todo empieza con una camisa o una blusa que aprieta y con una chaqueta que ya no queda bien. La ropa se nota tirante en todo el cuerpo, menos en la barriga, por lo que parece. Si hubiera aparecido de un día a otro habríamos advertido la tensión, claro, pero casi siempre se trata de un proceso que dura años. La barriga molesta al hacer deporte y al atarse los zapatos, y también molesta en la playa cuando uno pretende tenderse boca abajo pero desiste porque no es nada sexi. A la mujer barriguda le hace muy poca gracia que le pregunten si está embarazada; y a un hombre, absolutamente ninguna. En casos extremos, a quien sufre esta dolencia le molestará incluso ir a orinar porque cuando se mire al espejo apenas podrá distinguir si es Juan o Juanita.

Ha habido épocas en las que el exceso de barriga se asumía con satisfacción. Apenas terminada la Segunda Guerra Mundial, la barriga era un indicio de que su dueño había salido bien parado del conflicto bélico. Todavía hasta los años setenta del pasado siglo XX era una señal de bienestar, riqueza y provecho; un símbolo de estatus, igual que la casa con jardín y el coche. Pero, conforme se convertía en la norma y dejaba de ser algo excepcional, también iba cambiando la idea de entender la salud. Con el tiempo, la barriga ha pasado a ser un indicador de desmesura y falta de control; y la gimnasia para eliminar el abdomen se ha convertido en un nuevo estándar en un mundo que tiene conciencia de su cuerpo.

Casi todo el mundo equipara la barriga con una gigantesca acumulación de grasa, cuando, de hecho, esta sustancia carece de consistencia; no hay nada más que ver la manteca en la carnicería. La grasa que tensa hasta el límite la piel de nuestro abdomen es líquida como la margarina caliente. ¡Y se puede succionar!

En cuanto la capa de grasa adquiere unos pocos centímetros, cuelga y forma un delantal. Nadie puede estar orgulloso de ostentar una barriga semejante. En estos casos, el ombligo casi no se ve y, debido a la capa de grasa, se encuentra al final de un largo corredor. Casi todas las barrigas son una combinación de asas intestinales hinchadas, líquido tisular (linfa) y grasa, que, por lo demás, se presenta en una proporción escasa.

La barriga no solo altera nuestra vida social, sino que provoca algo peor: perturba las relaciones de buena vecindad en el organismo y nuestra salud se resiente. Hace gemir a los pulmones, el corazón se lamenta, presiona la vejiga y el útero, y la columna vertebral llora debido al peso que tiene que soportar. Por un lado, hay falta de espacio, y por el otro, se plantea un problema de estática. Las cavidades pectoral y abdominal están delimitadas por el pubis en la parte inferior y por las dos clavículas en la superior. Los huesos de las costillas conforman un parapeto en el tórax que impiden la menor posibilidad de expansión. Ambas cavidades están separadas por el diafragma, el músculo respiratorio. Aunque el hígado se encuentre a la derecha y el estómago a la izquierda, amparado aún bajo el arco costal, los consideraremos parte de la cavidad abdominal. En la caja torácica encontramos el corazón y los pulmones. Si la cavidad abdominal necesita más espacio porque aloja un estómago voluminoso y un hígado relativamente grande, y además las asas intestinales se han llenado de gases, en la caja torácica habrá poco espacio.

Los gemidos del pulmón

Cada día respiramos unas 18.000 veces. En un ciclo de respiración profunda, el volumen de aire contenido en los pulmones asciende de tres a seis litros, mientras que los deportistas de alto rendimiento pueden llegar a almacenar hasta ocho litros. En una inspiración normal absorbemos medio litro de aire; de este modo, llega al torrente sanguíneo el oxígeno necesario para el buen funcionamiento de nuestras células. A su vez, el dióxido de carbono que se produce en los tejidos es transportado hasta los pulmones y abandona nuestro organismo cada vez que exhalamos.

El diafragma, el músculo trapezoidal situado debajo de los pulmones, posibilita en gran medida la inspiración. Cuando se contrae tira de los músculos hacia abajo y este mecanismo genera una presión negativa torácica que favorece la entrada de aire en su interior. En el desempeño de esta tarea también intervienen unos pequeños músculos alojados entre las costillas. En cambio, para exhalar no necesitamos fuerza muscular. Sencillamente, el diafragma se relaja y los pulmones vuelven a su posición de equilibrio gracias a la llamada retracción elástica pulmonar. Para entender mejor este proceso, imaginemos que los pulmones fueran una cinta de goma de la que podemos tirar con fuerza hacia abajo y que vuelve a su estado original cuando la soltamos.

No hay que pensar mucho para comprender que, si la parte superior del abdomen ocupa mucho espacio, la inhalación quedará obstaculizada. Ciertamente, si los órganos del abdomen empujan hacia arriba, el diafragma no puede completar su movimiento. El resultado entonces será una respiración superficial, con una ventilación pulmonar y absorción de oxígeno reducidas. Si a este paciente le hicieran una radiografía del tórax, el médico escribiría en su informe: «posición elevada del diafragma». Y esta circunstancia suele provocar disnea.

Por la noche, cuando la persona adopta una postura horizontal y desaparece la fuerza de gravedad que aligera levemente la parte superior del abdomen, la presión será mucho más pronunciada. Esto impide completar el ciclo respiratorio en profundidad que exige la regeneración celular, y a menudo también es la causa de los ronquidos ensordecedores. No es de sorprender que uno se levante por la mañana con la sensación de haber dormido mal o apenas nada y advierta que su pareja ha buscado refugio en el sofá.

El corazón plañidero

El corazón es nuestro órgano favorito por antonomasia. De entrada, asociamos este órgano con sentimientos amorosos, y, aunque no hay duda de que las mariposas se alojan en el estómago, a nadie se le ocurriría la peregrina idea de enviar el emoticón de unas diminutas tripas o una barriga al finalizar un mensaje de texto. Y, en segundo lugar, el corazón no tiene mal aliento, ni despide flatulencias hediondas, porque —a diferencia del hígado, los riñones y la piel— no se encarga de desalojar toxinas, y tampoco está en una prisión de huesos como el cerebro. Está arropado entre los pulmones y palpita vivaz, alegre y en libertad unas 100.000 veces al día.

Sin embargo, el corazón no vive en una casa aislada y con un gran jardín a su alrededor, sino en un bloque con varios vecinos muy próximos. Apenas está separado por el diafragma, y debajo de este se acomoda el estómago, y este órgano no es precisamente como los discretos y austeros vecinos de al lado, que se pasan el día concentrados en su tarea de inspirar y soltar el aire. Nada de eso; a veces está vacío y otras repleto, y cuando no se encuentra bien interrumpe su actividad durante un rato, cosa que potencia la presión que ejerce sobre sus vecinos. En una situación de estrecha proximidad como esta, las relaciones de interdependencia son obvias.

Imagínate que un vecino hiciera uso de un 30% de tu propiedad; seguro que habría roces y saltarían chispas. Sin embargo, no fue hasta 1912 cuando estas interacciones fueron descritas por el médico generalista alemán Ludwig Roemheld (1871-1936). El doctor advirtió que algunos pacientes con afecciones cardíacas de relativa importancia y aparentemente inexplicables acostumbraban a tener la parte alta del abdomen muy voluminosa, además de una gran cantidad de gases intestinales y un estómago dado de sí.

La lista de los posibles síntomas que describió nos hace pensar en un corazón enfermo de gravedad: una sensación de opresión en el pecho parecida a la que causa el infarto cardíaco, acompañada de ansiedad, episodios de insuficiencia respiratoria hasta llegar a la asfixia y una severa fluctuación en la presión arterial, además de mareos y sofocos, un pulso alterado, una frecuencia cardíaca acelerada y constantes arritmias nocturnas. Como ya hemos dicho antes, la posición horizontal favorece la aparición de estos trastornos, que pueden empeorar más si cabe en función de la presión postural.

Estas dolencias fueron incluidas en los anales de la medicina con el nombre de «complejo sintomático gastro-cardial» o «síndrome de Roemheld». Ante un problema de corazón, es muy importante considerar la posibilidad de que pueda tratarse de este síndrome, pues para aligerar la presión del órgano se recurre a un tratamiento distinto al que exige una insuficiencia de riego sanguíneo. Del mismo modo, los episodios de ansiedad derivados de la opresión del músculo cardíaco requieren una terapia muy diferente a la que se aplica cuando este trastorno obedece a otras causas.

Una columna vertebral llorosa

En los países industrializados, aproximadamente una de cada dos personas se queja de dolor de espalda. En Alemania, esta dolencia provoca la pérdida de unos 15 millones de días de trabajo, muchos más que cualquier otra enfermedad. ¿Cómo se relaciona esto con el intestino o, mejor dicho, con una barriga prominente? Pues bien, enseguida veremos que el abdomen afecta a la estabilidad de la columna vertebral y modifica su postura (véase la ilustración de la página 121).

Si la barriga fuera una riñonera, ya sabes, una de esas carteras para guardar los objetos personales que se llevan ceñidas a la cadera, nadie adoptaría una postura perjudicial. Ahora bien, cuando una barriga —como se ve a menudo— adquiere el tamaño de una maleta, la relación de correspondencia es obvia.

POSTURAS ERRÓNEAS

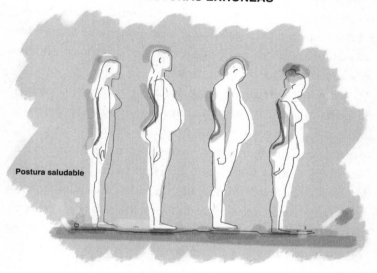

Postura saludable

Posturas erróneas condicionadas por el abdomen

En muchos casos es muy fácil de detectar. Si alguien que tiene una barriga voluminosa, sufre dolor de espalda, basta abrazarlo por la espalda para que el abdomen vuelva a su sitio. El alivio inmediato que provoca esa maniobra revela la parte de responsabilidad que tiene la barriga en el asunto.

Nuestra forma de manejarnos con un equipaje de esta envergadura dependerá, igualmente, de si practicamos alguna clase de deporte y, por lo tanto, somos musculosos o si, por el contrario, tenemos bajo tono muscular. El cuerpo intentará compensar el peso como sea y eso provocará una inclinación postural hacia delante, aunque el portador de la barriga también podría echarse hacia atrás. Para la espina dorsal, cualquiera de las dos opciones será la prueba de que las vértebras ya no están en la posición idónea.

Pero hay otros males que amenazan a la columna vertebral, como la dolorosa hernia discal. Los discos intervertebrales son estructuras fibrocartilaginosas alojadas entre las distintas vértebras, con un núcleo gelatinoso en el centro que actúa como una almohadilla que nos protege cuando corremos o saltamos gracias a su alto contenido en agua.

Cuando la barriga nos obliga a echar el tronco hacia delante de forma permanente, aumenta la presión sobre los extremos de los discos y ocurre lo que suele pasar al darle un contundente mordisco a una hamburguesa: que la carne se sale por el lado opuesto. Sometido a una intensa presión, el núcleo del disco se desplaza hacia atrás, el anillo pulposo se desgarra y ahí tenemos ya la hernia discal, que es muy dolorosa. Muchas veces la hernia presiona además los nervios espinales próximos y eso provoca episodios de parálisis en las piernas, la vejiga o incluso en el intestino.

Paralelamente, cuando el cuerpo tiende a echarse hacia atrás y acaba anquilosado también en una mala postura ocurre lo mismo, con la única diferencia de que la presión recae entonces en los extremos posteriores del disco. Sin embargo, las hernias discales anteriores son poco corrientes, aunque igual de dolorosas. Si no provocan fallos neuronales es por la sencilla razón de que no hay ligaduras nerviosas en esas zonas.

Los bloqueos en la espina dorsal son un cuadro clínico muy habitual derivado de estos defectos posturales equiparables a la ciática. Cualquier mala postura suele ser el resultado de una posición fallida de las vértebras en combinación con una escasa masa muscular dorsal, que es incapaz de frenar el bloqueo. No obstante, si hubiera más músculo, probablemente trataríamos de equilibrar el peso de la barriga con otra postura también errónea. Existen muchísimos programas de entrenamiento para eliminar el abdomen, pero no abordan el problema de raíz. El ejercicio nos ayudará a fortalecer los músculos abdominales y eso supone ciertas ventajas. Gracias a ellos podremos pasar el día con la barriga encogida, aunque es muy posible que el día se nos haga un poco largo.

Recordemos, en primer lugar, que un abdomen prominente es más que un buche alimentado de frustración donde ingentes cantidades de calorías encuentran su hogar lipídico; y, en segundo lugar, que la grasa no constituye la mayor parte de su volumen superfluo, que tan responsable es de numerosas enfermedades. Con un plan de entrenamiento específico para nuestro intestino, a la larga podríamos minimizar, por ejemplo, la producción de gases, cosa que conseguiremos introduciendo nuevos hábitos en nuestra dieta e ingiriendo los alimentos idóneos. Asimismo, evitaríamos también la aparición de toxinas, las verdaderas causantes de que se fatiguen nuestros intestinos, y de este modo combatiríamos el problema con éxito.

Tres casos concretos: Anna, Max y Paula

Tal vez ahora te hayas dado cuenta de que los problemas de salud que arrastras desde hace tiempo se deben a una digestión deficiente. Y probablemente también hayas identificado los fallos que has cometido en el pasado.

Unos ejemplos de mis experiencias en la consulta nos servirán para ahondar en estas interrelaciones. Es evidente que sería un error atribuir todos nuestros males a un intestino enfermo; sin embargo, y más a menudo de lo que piensas, se le puede señalar como copartícipe al menos. En el caso de Anna y Max, los hábitos alimenticios desempeñan un papel decisivo. Paula pertenece a una generación que se vio obligada a afrontar penurias en su tierna infancia. Y, una vez superada esa situación, no le ha resultado fácil atenerse a la idea de comer con moderación, ante la interminable variedad de productos casi siempre disponibles.

Anna

Habían llegado las vacaciones. La mejor época del año para tomar el sol con tranquilidad, disfrutar de una deliciosa comida con una copa, leer o, sencillamente, dedicarse a contemplar las musarañas un par de horas, tal como hacían sus hijos la mayor parte del día. Anna ya conocía bien la rutina. Habían comprado aquella casita en la Provenza unos años atrás, cuando les quedó claro que cambiar cada dos por tres de hotel no aportaba la calma necesaria. En la casita, el tiempo volaba, ¡ya habían pasado cinco días! Evacuar era una tortura. Sencillamente, no había manera. Antes, cuando se alojaban en hoteles, achacaba el problema a que no podía hacerlo en su cuarto de baño. Por eso, en su casa de la Provenza habían intentado crear un ambiente parecido, para sentirse como en su propio hogar. Pero eso no mejoró la situación. Tampoco le había servido absolutamente de nada beber muchos líquidos y tomar una buena retahíla de laxantes en diferentes proporciones. Por otro lado, aunque en casa resultaba todo mucho más fácil, estaba convencida de que sus intestinos no funcionaban como deberían desde hacía mucho tiempo.

Para colmo, hacia el final del segundo embarazo sufrió de hemorroides. No recordaba haber tenido problemas intestinales en la infancia. Tal vez no fuera al baño todos los días, pero no tenía conciencia de que eso hubiera sido un trastorno; en cambio, de la barriga que tenía sí se acordaba, porque llamaba un poco la atención. Siempre le pareció demasiado grande y fuera de lugar. Habría sido mucho más grato no tenerla desde un buen principio.

Por lo demás, quizá no fuera una gran deportista, pero el movimiento era importante para ella, así que en su programa semanal de actividades incluía unas horas de yoga y Pilates, y estaba relativamente satisfecha con su figura. Sin embargo, nunca perdió la barriga. Podía meterla hacia dentro cuando se sentía observada, pero, evidentemente, no era una solución.

Hacía una eternidad que arrastraba problemas de espalda o, al menos, eso le parecía. Una hernia discal que padeció dos años atrás la apartó de sus actividades físicas, y había aumentado un poco de peso.

Además, en los últimos seis meses había empezado a tener molestias en las articulaciones. Despertaba por las mañanas con la sensación de tener las manos entumecidas. A veces notaba ciertas molestias en los hombros, y otras en las rodillas. Padecía una sudoración excesiva, aunque la ginecóloga le había asegurado que el sistema hormonal le funcionaba bien. No era la menopausia, pero eso tampoco le servía de mucha ayuda.

En una revista había leído que el ciclo normal de la digestión se completaba en unas 18 horas. Por lo tanto, se suponía que las espinacas que ingería a la hora de comer debían distinguirse por el color en las heces de la mañana siguiente; sin embargo, en su caso, no ocurría así. Con un poco de suerte, lograba reconocer el color verde pasados dos días o tres.

Y todavía hay que decir algo más. Le gustaba tomar una copa de vino tinto por la noche, cuando los niños por fin se habían dormido, para dar por finalizada la jornada, sencillamente para relajarse. Sobra decir que allí, en la Provenza, tomaba más de una copa. Para algo estaba de vacaciones.

Celine, una buena amiga, había reparado en el tono rojizo de sus dientes: «Habrás visto unas cuantas películas de vampiros, ¿no?» A Anna no le hizo mucha gracia la broma, pensó en un pintalabios y en sangre. Más tarde, cuando fue al baño, constató que el vino le coloreaba los dientes, como si la boca hubiera empezado a desatender sus tareas de limpieza.

El médico de cabecera le mandó hacerse una colonoscopia. A pesar de tener que tomarse aquel litro de líquido con un desagradable sabor a jabón, soportó bien la prueba. El resultado: *colon transversum prolongatum,* es decir, un colon transverso excesivamente largo, pero, de hecho, todo estaba bien. El diagnóstico tampoco fue de gran ayuda, porque, fuera como fuese, a su entender, algo no funcionaba como debía.

Se acordó de su padre, que había fallecido dos años antes después de una larga lucha contra un cáncer de colon.

Pensó también en su marido, que no se cansaba de repetirle la misma canción: «Tú no comes, engulles, más bien». Que si el trabajo, que si los niños... Sencillamente, no tenía tiempo para masticar con tranquilidad. Durante todos aquellos años siempre se había justificado así. ¿Tendría razón su marido? Él masticaba la comida, y, cuando iba al baño, apenas olía. Los dientes no se le teñían con el vino. Su vientre era plano y nunca había sufrido dolores de espalda.

Una amiga le habló de una cura para el intestino que había seguido para aliviar unas molestias similares. Al parecer, se advertía una sensible mejoría casi en cuanto se ponía en práctica.

Anna se informó y decidió seguir esta dieta con todas las de la ley, asesorada por un profesional. Se comprometió consigo misma durante cuatro semanas, pues había llegado la hora de actuar de verdad. Y he aquí que, gracias a este plan de acondicionamiento intestinal, Anna empezó a sentirse como si fuera otra persona. La deposición diaria se convirtió en una norma, y las dolencias de espalda desaparecieron casi del todo. Las articulaciones volvían a gozar ya de toda su movilidad. Era una señal clara. Y Anna se lo tomó en serio: modificó sus hábitos alimenticios sin que ello supusiera una merma para su calidad de vida.

Max

La vida de Max era el trabajo y siempre había sido así. No podía imaginarse otra forma de vivir. Los altibajos, el estímulo de la tensión y, luego, la guinda: la grata sensación de controlarlo todo.

Si no se hubiera hecho cargo de la empresa familiar, habría asumido un puesto ejecutivo en la industria para poder tenerlo todo bajo control. Necesitaba dormir poco. Se despertaba cada día a las cinco de la mañana, cosa que no suponía para él ningún sacrificio, y se preparaba para encarar el día. A él le bastaba con unas cuatro o cinco horas de sueño. No era ningún secreto: había sacado adelante la empresa él solo. Era un hombre de éxito, efectivamente.

También en su hogar había altibajos, aunque no más que en cualquier otro. Sus hijos estaban sanos y, si todo iba bien, el mayor pronto se incorporaría a la empresa.

Solo se preocupaba por su salud de vez en cuando. Hasta la fecha no había tenido que hacer grandes esfuerzos para cuidarse y, además, era un tema que estaba fuera de su control. Para él la salud era algo que se daba por supuesto.

De joven había sido deportista y también había destacado en ese campo. Es más, estaba convencido de que la asociación de fútbol habría tenido unas cuantas copas menos de no ser por él. Llevaba ocho años en la presidencia del club y, desde entonces, no había practicado deporte. Le faltaba tiempo para eso. Desde luego, se daba cuenta de que no dejaba de crecerle la barriga. Incluso le estorbaba al realizar ciertas actividades, y cada día le costaba más trabajo anudarse los cordones de los zapatos.

Todas las mañanas iba al baño a la misma hora, tan puntual como un reloj suizo. Así que, a su entender, el intestino debía funcionar bien necesariamente, a pesar de que luego no se podía entrar en el aseo, aunque eso siempre había sido así.

Todo empezó el día que se le disparó la presión sanguínea. No le gustaba tomarse las pastillas, pero, si hay que hacer algo, se hace. Después, el corazón le dio un aviso. Por las noches la frecuencia cardíaca se le aceleraba súbitamente y estaba un poco asustado. Según le dijeron, padecía el síndrome de Roemheld. Al parecer, el exceso de gas acumulado en el tracto intestinal le presionaba el corazón. No comprendía cómo podía ser que, con la cantidad de gases que desalojaba su intestino diariamente, siguieran presionándole el corazón. De todos modos, el problema se subsanaría con una pastilla.

Se planteó que tal vez debía rebajar el tamaño de su abdomen, lo que significaría introducir algunos cambios en su dieta. Pero no le apetecía nada en absoluto. Era preferible tomarse unas cuantas pastillas y se acabó.

Le satisfacía comer, aunque no se puede decir que disfrutara exactamente, porque tampoco tenía tiempo. Muchas veces, cuando terminaba su plato, el resto de los comensales ni siquiera había mediado los suyos. Era un tragón y le gustaba sentirse saciado. «De la panza sale la danza», ese era su lema. Así se lo había enseñado su abuelo, quien decía también que los que comen despacio no llegan muy lejos. Tomaba mucha leche, algunos días podía tomarse medio litro tranquilamente.

El intestino le avisó provocándole unos terribles dolores en la ingle izquierda en un momento muy inoportuno. ¡Y luego, la colonoscopia! Al final le extrajeron unos cuantos pólipos y los analizaron.

Afortunadamente, no eran malignos, así que Max se quedó más tranquilo.

Para combatir la inflamación de los divertículos que habían ocasionado el dolor, le dieron otras pastillas. No obstante, le advirtieron que podía repetirse. Y, si ocurría, quizás hubiera que extirpar una porción de intestino. Así que volvía a estar intranquilo. Menuda contrariedad. Estaba claro que había llegado la hora de cuidar de sus intestinos.

Max tomó la determinación de acometer el asunto con el ánimo que le caracterizaba. Pero quería un método eficaz, nada de remiendos. Sus pesquisas en Internet y una consulta médica lo condujeron hasta un plan de regeneración intestinal que, además, podía supervisar su médico de familia. Le pareció que aquello tenía un buen fundamento.

El método consistía en unos enjuagues matinales con sal de Epsom y unos ejercicios de masticación que debía hacer durante varios días con panecillos de espelta duros. También había que tomar un vasito de licor con zumo de raíces, un poco de yogur de soja y una infusión por la noche. Casi sin darse cuenta, su abdomen fue menguando, como si ya hubiera empezado a acostumbrarse. Apenas unos días después, notó un claro alivio al atarse los zapatos. La sensación de tensión en la región abdominal cedía y hasta le pareció que su corazón sonreía aliviado. La presión sanguínea también se normalizó, y una semana más tarde dejaba las pastillas.

En cuanto le detectaron intolerancia a la lactosa en una prueba de hidrógeno también prescindió de la leche.

Al cabo de un año repitió el plan para estabilizar los resultados. Desde que empezó a cuidar de su intestino hasta hoy han trascurrido cinco años y no ha vuelto a tener una inflamación intestinal. Sus deposiciones siguen siendo regulares, aunque no tan blandas como antes. El olor no se ha neutralizado por completo, pero se puede entrar en el cuarto de baño cuando él sale. Su presión sanguínea se encuentra dentro de los parámetros normales sin necesidad de pastillas.

Ahora bien, tuvo que modificar radicalmente sus hábitos alimenticios y prescindir de ciertos alimentos que, sin saberlo, perjudicaban su estado de salud.

Paula

Al inicio de la Segunda Guerra Mundial Paula acababa de cumplir seis años. Aún se acuerda bien de qué comía entonces, sencillamente porque ignoraba cuándo sería la próxima vez que podría hacerlo. Había poca variedad de alimentos en comparación con los estándares actuales. Paula saciaba su apetito casi siempre, pero sabía que a otros les iba bastante peor. Aún se acuerda de los cupones que daban para adquirir alimentos cuando estalló la guerra. Al principio incluso podían comprar patatas y verduras. Y su tía, que vivía en el campo, se ocupaba de abastecer a la familia en la medida de lo posible.

El resto estaba racionado, no siempre conseguían de todo y, además, casi siempre escaseaba el dinero. Una hogaza de pan, medio kilo de carne —a medida que se iba prolongando la guerra, las raciones eran cada vez más pobres— y 200 gramos de manteca, eso era todo cuanto se podía obtener por persona a la semana, pero no era lo que comían, en realidad. Su padre recibía buena parte de la carne que le destinaban a ella porque trabajaba duro.

Pero aquella dieta tan frugal también iba asociada a otro comportamiento ante la comida: le dedicaban más tiempo y sabían apreciar más lo que tenían. Disfrutaban de la sobremesa, masticaban más despacio y procuraban deleitarse plenamente, en el auténtico sentido de la palabra. Además, nadie picaba entre horas ni comía pastas de chocolate en las cafeterías, porque no existía nada de eso.

Antes, cualquier persona sabía que masticar bien es saludable, y que la salud era un bien preciado. Paula ha sido toda su vida fiel a esta premisa.

El plato fuerte solía servirse al mediodía, mientras que por las noches tomaban todas las variedades de sopas imaginables. Era algo habitual y, en la medida de lo posible, no alteraba su costumbre.

Evidentemente, había ocasiones en que se pasaba de la raya, pero siempre eran excepciones. A mediados de los años cincuenta conoció a su marido, juntos optaron por dejar la ciudad y se trasladaron al campo antes del nacimiento de su primera hija.

Pero no por ello alteró sus hábitos de alimentación. En aquel tiempo —debía de tener unos veinte años por entonces—, los alimentos dulces empezaban a ser habituales, mientras que, antes, un pastel o el chocolate siempre habían sido una rareza. Bebía agua porque es saludable; las bebidas procesadas siempre le habían parecido muy dulces, y en verano le encantaba preparar limonada para toda la familia. Con los años se había acostumbrado a tomar una copa de vino muchas noches, y en las celebraciones, más de una. Pero la desmesura no era una de sus cualidades.

Paula nunca ha estado verdaderamente enferma, a lo sumo ha contraído algún resfriado alguna vez. Diez años atrás se desgarró los ligamentos de la rodilla. Solo ha estado una vez en el hospital y fue para aquella operación.

Le parecía horrorosa la forma que tenían de alimentarse sus nietos. Creía que era una lástima que cocinar se hubiera vuelto un quehacer pasado de moda, y a menudo se preguntaba cómo podían ir bien las cosas así.

El intestino y las enfermedades asociadas a su deterioro en cifras

Número de bacterias existentes en el intestino (en millones)	100.000.000
Número de personas que viven en el planeta (en millones)	7.000
Número de búsquedas en Google con la palabra clave «intestino»	13.000.000
Número de búsquedas en Google con la palabra clave «corazón»	131.000.000
Número de operaciones intestinales en Alemania (2010)	322.000
Número de operaciones cardíacas en Alemania (2010)	82.000
Nuevos casos de cáncer colorrectal por cada 100.000 habitantes en Alemania (2008)	36
Nuevos casos de cáncer colorrectal por cada 100.000 habitantes en la India (2008)	4
Ingesta diaria de fibra de un alemán en gramos	20
Ingesta diaria de fibra de un indio en gramos	80
Casos de inflamación diverticular que anualmente requieren tratamiento en Alemania	150.000
Casos de inflamación diverticular al año que requieren tratamiento en la India	Rara vez
Número de enfermedades diverticulares en Alemania	25.000.000
Número de personas que padecen estreñimiento crónico en Alemania	8.000.000
Número de afectados por el síndrome de colon irritable en Alemania	2.500.000
Número de nuevos casos afectados por hernia discal intervertebral en Alemania	120.000
Número de alemanes con arteriosclerosis	15.000.000
Número de alemanes que padecen depresión	3.000.000
Número de alemanes que padecen dolor de espalda	28.000.000

3

El camino idóneo: un plan para poner en forma los intestinos

Tendemos a asociar los planes para ponernos en forma con una actividad fatigante y sudorosa que exige esfuerzo. Quien quiera ponerlo en práctica deberá levantarse más temprano para tener más tiempo y matricularse en un centro o en una agrupación donde deberá acogerse a unos horarios convenidos. Y esto significará, a su vez, una nueva inversión de tiempo, empeño y energía para, supuestamente, sentirse mejor después. Cuando hay que tratar un problema muscular, sin duda alguna este es el camino, puesto que una musculatura entumecida y fatigada requiere tensión, además de estiramientos.

Pero, cuando nos referimos al intestino, un plan de puesta a punto análogo podría consistir en omitir ciertos productos alimenticios irritantes y difíciles de digerir con la idea de que se recupere: comer copiosas porciones de col fermentada por la mañana, al mediodía y por la noche, masticar poco y pasar mucho tiempo en el cuarto de baño. ¡Menudo disparate!

Sería como pasear a un asno viejo y cansado por un prado con la esperanza de que así recupere sus fuerzas. En muchas ocasiones intentamos ayudar a un intestino fatigado con frutos secos que ni siquiera se han masticado bien y, además, no son fáciles de digerir; también es habitual recurrir a las semillas de plantago, lino o chía, que, con suerte, serán remedios efectivos una temporada, pero a la larga no evitará que tengamos que volver a echar mano del laxante.

El acondicionamiento intestinal exige un plan de acción muy diferente: las tripas necesitan tranquilidad para regenerarse y volver a funcionar bien. Se comportan como un hueso roto y deben estar en reposo con el fin de recuperar su resistencia. Para entendernos, nadie pretendería hacer una carrera con una pierna rota, ¿verdad?

Nuestro intestino se sobrecarga demasiadas veces con platos abundantes ingeridos apresuradamente, tentempiés que no le dan tiempo a limpiarse y cenas prolongadas que no le dan ni un minuto de sosiego para la fase de regeneración nocturna.

Además, sufre los perjuicios de los productos alimenticios procesados —ajenos a nuestro patrón de alimentación natural—, o de los atracones de algún alimento que no provocaría el menor problema si se consumiera en pequeñas porciones.

Para restablecer el buen funcionamiento intestinal, será imprescindible realizar un acto de renuncia acompañado de una pausa. Habrá que romper con ciertos hábitos y modificarlos a largo plazo, cosa que para muchas personas requiere tanto esfuerzo o más que acudir a un centro de entrenamiento físico.

Considerando que la mayor parte de las enfermedades asociadas a un intestino enfermo se deben a las toxinas producidas por las bacterias, será indispensable influir sobre la flora intestinal hasta el extremo de modificarla. Todo aquello que favorezca la salud del intestino será beneficioso también para nuestra flora intestinal.

A continuación voy a exponer unos recursos que han demostrado ser muy efectivos a lo largo de mis años de práctica médica, y describiré un plan de acción probado ya por miles de pacientes. Se trata de un programa básico de solo diez días, un espacio de tiempo perfectamente asequible.

Ante todo, nuestro objetivo en este período será mantener o mejorar la eficacia intestinal, así como sanear y desintoxicar el órgano. También habrá que reflexionar acerca de los hábitos alimenticios y, si fuera necesario, modificarlos e implantar nuevas rutinas.

Se trata de un plan depurativo adaptado a nuestros días y orientado a la salud intestinal y, por lo tanto, al bienestar general.

Una semana antes del inicio empezaremos a introducir los primeros cambios. Y, en adelante, deberás intentar aplicar cuanto hayas aprendido a un menú prácticamente normal y saludable. Tus intestinos se convertirán en el centro de tu vida durante tres semanas en total y tu salud te lo agradecerá. También te mostraré cómo consolidar la nueva dinámica para manejarte mejor con tus intestinos en solo unos días de entreno regular.

Este es un plan de cuidados preventivos. Si padeces algún trastorno de salud específico, te aconsejaría que busques asesoramiento profesional y que te concedas un margen de tiempo más largo para su ejecución. A través de la asociación internacional de médicos expertos en la dieta Mayr (véase apéndice) podrás recibir un listado de los terapeutas facultados.

Solo tiene un inconveniente: es adictivo. Una vez que experimentes por ti mismo lo que se siente cuando el intestino está más sano desearás repetir la experiencia, aunque todo dependerá de la naturaleza de tu salud y de la capacidad de tus tejidos para regenerarse.

Pero, de momento, vamos con los fundamentos básicos para que este plan curativo de 10 días te resulte tan fácil como un juego de niños.

Saber cuidarse: el dulce camino hacia el ayuno

Gandhi ayunó, así como también lo han hecho Julia Roberts, Will Smith, Harald Schmidt y Thomas Gottschalk, entre otros muchos. La lista es tan larga que se podría escribir un libro con todos sus nombres. Aunque las razones para ayunar son tan diversas como las personas que lo practican, en cuanto a los beneficios que esta práctica ejerce sobre el cuerpo y la mente apenas hay diferencias. De hecho, el ayuno es una de las pocas cosas de la vida de las que sabemos, con absoluta certeza, que son saludables y prolongan la vida.

Las personas con sobrepeso y adictas a la comida suelen intentar convencernos de que ayunar no es sano y hasta de su supuesta peligrosidad, probablemente porque para ellos es impensable renunciar, ni siquiera por un corto período de tiempo, a lo que más aman en este mundo. Pero no es tan difícil, además de que, después, cada bocado se convierte en un auténtico placer para nuestro paladar, nuestro olfato y cada una de nuestras células.

El ayuno es una práctica exclusiva del ser humano; los animales no pueden ayunar. Se mueren si no comen. Dejar de comer durante cierto tiempo es un acto de libre albedrío que está reservado a las personas. No obstante, pasar hambre tampoco constituye una vía de sanación, desde luego. Pasar hambre es un acto condicionado por la escasez. Habrá un momento en que a la persona le resulte imposible ya absorber ningún alimento, y siempre se asocia con el miedo a la muerte y con las reacciones vegetativas endógenas que afectarán fatalmente a todos nuestros órganos. Por lo tanto, a los dos o tres días de pasar hambre nuestra vida correrá peligro.

En cambio, en la práctica del ayuno tiene un papel decisivo la renuncia voluntaria a ingerir alimentos sólidos o líquidos.

Pero no hay de qué preocuparse, pues, como verás, es posible lograr estos mismos objetivos con un ascetismo más moderado.

Los máximos representantes de las grandes religiones —Buda, Jesús y Mahoma— abogaban por el ayuno. Consideraban que aumentaba el vigor y la resistencia corporal y mental. Los grandes médicos y filósofos como Teofrasto, Galeno e Hipócrates, por citar solo algunos, recomendaban ayunar, aun cuando no acababan de ponerse de acuerdo acerca del espacio de tiempo conveniente.

¿Qué le sucede a nuestro cuerpo durante el ayuno? ¿Cómo se pueden explicar sus beneficiosos efectos sobre nuestra salud?

Los primeros trabajos de investigación que trataron de dar respuesta a esta cuestión fueron de Clive McCay, un bioquímico estadounidense. Así, en 1935, consiguió demostrar que la esperanza de vida de unos ratones de laboratorio casi se había duplicado por el mero hecho de recibir poca comida durante un largo período de tiempo. Sin embargo, no eran privados de alimento completamente, ya que, como hemos mencionado, los animales no toleran la falta prolongada de sustento.

Desde entonces se han barajado varias hipótesis para esclarecer los mecanismos que propician este efecto. Hace unos años, el biólogo estadounidense Valter Longo demostró que una ingesta menor de alimentos reduce la producción del factor de crecimiento insulínico tipo 1. Esta sustancia endógena, que generalmente presenta unos índices elevados en comidas muy abundantes y ricas en proteínas —tan habituales hoy en día—, disminuye con el ayuno o con una aportación frugal de alimentos.

La ausencia de este factor, por causa de una enfermedad genética, provoca el síndrome de Laron. Las personas que lo padecen crecen poco y presentan un considerable sobrepeso; sin embargo, no contraen cáncer y apenas sufren enfermedades cardiovasculares. Hay una región montañosa de Ecuador donde viven alrededor de 130 personas con este defecto genético, aunque en su caso el problema no estriba en la falta de una alimentación saludable, pues son inmunes a casi todas las enfermedades de nuestra civilización.

El aumento del factor de crecimiento insulínico de tipo 1 en la sangre favorece el crecimiento y una división celular más rápida; por el contrario, cuando se reduce, el organismo se encarga de su propia regeneración así como de reparar las células deterioradas. Y, en cuestión de salud, esto ya es un logro considerable.

Más adelante se ha conseguido demostrar que un índice bajo protegía a las células normales ante los efectos tóxicos de la quimioterapia, lo que supone un enfoque prometedor en la terapia de enfermedades malignas.

Pero ¿qué sucede en nuestro intestino durante el ayuno o cuando reducimos sustancialmente la ingesta de alimentos? Para empezar, no absorberás toxinas a través de los alimentos, ni tampoco se producirán en tu intestino, puesto que dejamos sin comer a nuestros gérmenes intestinales. Este órgano pasará mucho tiempo ocioso, y al cabo de un par de días también harán lo propio nuestros órganos depurativos: el hígado, los pulmones, la piel y el riñón. Además, como no tendrán mucho que hacer, advertiremos que se libera energía en forma de claridad mental. Sin embargo, nuestra capacidad de resistencia general no será muy alta.

La dieta adecuada durante el ayuno

¿Cuál es la dieta idónea durante el ayuno o, para ser más exactos, la mejor dieta en el caso de una escasa ingesta de alimentos? Una vez demostrado científicamente que comer muy poco también aporta innumerables beneficios, la dieta cero, o sea, la supresión absoluta de alimentos, se revela una vía más dura e innecesaria. Como verás, esta opción más moderada también da grandes resultados.

En la historia abundan las experiencias afortunadas basadas en una dieta escasa en alimentos para cuidar los intestinos y favorecer la flora intestinal. El fisiólogo suizo Emil Abderhalden (1877-1950) recomendaba tomar leche cuando el tracto digestivo no digería ya los alimentos crudos. Por su parte, Philipp Karell (1806-1886), médico personal del zar ruso Nicolás I, publicó un artículo en el año 1866 sobre las curas de leche que había aplicado con éxito durante dos décadas.

John Harvey Kellog (1852-1943) mandaba a sus pacientes masticar copos de maíz —los *Cornflakes* de hoy— y tomar leche para abastecerse de nutrientes y mejorar la flora intestinal. Cuando uno se para a pensar en la textura que tienen en la actualidad, es inevitable preguntarse cómo alguien podía ejercitar la masticación con este producto. Está bien claro que su composición ha cambiado bastante.

En el caso del médico austriaco Franz Xaver Mayr (1875-1965), la dieta a base de panecillos y leche fue una parte integral de su terapia durante muchos años. En 1920 escribía en su obra *Die Darmträgheit* (La apatía intestinal): «Se puede objetar que esta dieta a base de leche y pan no es completa, sencillamente porque las vacas no pueden alimentarse de forma natural y están obligadas a vivir de un modo muy poco saludable, encadenadas al comedero en establos oscuros y poco ventilados».

Para evitar equívocos debemos puntualizar que, ya entonces, no siempre era fácil obtener leche de buena calidad, algo que, en su opinión, era sumamente importante. Se prescribía cruda, sin pasteurizar, y provenía de vacas de pasto con ubres pequeñas.

Estas dietas lograron imponerse por sus beneficiosos efectos durante años. La leche y sus nutrientes se absorben casi en su totalidad en la primera mitad del intestino delgado, así que el recto y el colon apenas deben hacer nada más. Al realizarse de esta manera el suministro de proteínas y nutrientes, el intestino grueso quedaba prácticamente libre de agentes putrefactivos, y al organismo también le resultaba más fácil eliminar metabolitos, es decir, deshacerse de las toxinas perjudiciales.

Algunos gérmenes de la leche consiguen resistir con éxito a los jugos gástricos del estómago, atraviesan sanos y salvos el intestino delgado y pueden contribuir a modificar la flora intestinal. Pero los procesos de homogeneización o pasteurización de hoy aniquilan estos gérmenes por completo debido al efecto del calor. Los únicos que se libran son las esporas de los agentes putrefactivos, que, al ser muy resistentes, llegarán al colon y allí contribuirán a la proliferación de fermentos.

La oferta actual de leche, así como nuestros conocimientos acerca de las intolerancias a la lactosa y los efectos nocivos de la proteína láctea —cuanto menos en una cantidad elevada—, han hecho que estas curas cayeran en descrédito. También ha ocurrido lo mismo con los copos de maíz para ejercitar la masticación o los panecillos de harina blanca de trigo, por su triple contenido en gluten y la presencia de cierta familia de proteínas identificadas como inhibidores de amilasa-tripsina, un repelente natural de este cereal que causa problemas digestivos a algunas personas. En lugar de estos alimentos, puede utilizarse con toda garantía el panecillo blanco de harina de espelta para ejercitar la masticación.

En cualquier dieta que tenga como objetivo recuperar la salud intestinal, la mejor manera de cuidar del tracto digestivo es dejarlo disfrutar de mucho tiempo libre. También deberás tener en cuenta los alimentos que toleras y los que no. El estado y el funcionamiento del tracto digestivo son factores muy variables de una persona a otra, por eso es inútil prescribir normas fijas. Sin embargo, debes respetar algunas premisas básicas.

¡Cuantos más cuidados, mejor! No importa la constitución que tengas, tu estado de salud y el tiempo que te concedas para mejorar o regular el funcionamiento intestinal. Si puedes tomar leche recién ordeñada de vacas sanas, con ubres pequeñas y que no haya estado expuesta a un procesamiento calorífico, siempre será una buena opción, a menos que tengas alergia a la leche o una intolerancia a la lactosa. También puedes recurrir al yogur de leche no homogeneizada o al de soja orgánica. Los jugos de hortalizas de raíz en pequeñas cantidades a base de zanahorias, apio, remolacha u otras, al igual que los zumos vegetales, también en dosis moderadas, también son ideales para proporcionar nutrientes esenciales a tu organismo durante este período. Por otra parte, la leche de almendras o las bebidas de otros frutos secos contienen cuanto es necesario para abastecerse de sustancias vitales.

Masticar correctamente es una buena manera de cuidar nuestros intestinos. Durante la dieta, tomaremos panecillos duros de espelta o pan sin gluten seco y toda clase de frutos secos para ejercitar la masticación y provocar una sensación de saciedad. También resultarán muy adecuadas las virutas secas de coco o el fruto del coco en sí, por su contenido en monolaurina, un ácido graso con propiedades antivíricas y antibacterianas que también se encuentra en la leche materna.

¡Come tanta fibra como puedas! La fibra es esencial para la buena salud y el funcionamiento adecuado del intestino. ¡Pero no la consumas mientras dure la cura! Llegado el momento, evitaremos su consumo; de lo contrario, le arruinarás el asueto al intestino grueso, que deberá trabajar una vez más con ahínco para liberarse de esta materia no digerible.

¡Cuanto más difícil de digerir, más hay que masticar! Si no puedes hacer una dieta estricta, procura al menos proteger al máximo tu intestino masticando de forma exagerada, como hacía Horace Fletcher, que solía masticar cada bocado cien veces. Valga decir que cada una de sus comidas constaba de unos diez bocados.

¡Por la noche, ayuno estricto! Las comidas nocturnas son un lastre para el intestino, aunque a menudo no se pueden eludir, bien porque uno tiene una cena de trabajo o porque ha quedado con los amigos. Pero mientras dure la cura tendrás que evitar ambas. De esta manera, entre la comida del mediodía y el desayuno del día siguiente habrá un margen de unas 18 horas para que el intestino se limpie y se regenere. Además, es un buen recurso para mantener a raya el consumo de calorías y aprovechar los efectos beneficiosos del ayuno, aunque para muchos no es nada fácil. Durante las primeras 36 o 48 horas el organismo echa de menos la cena a la que se ha acostumbrado con los años, pero el tiempo pasa muy deprisa. Te ayudará pensar que después te sentirás mucho mejor.

F. X. Mayr

Hace unos cien años, un médico austriaco se dio a conocer porque estaba fascinado por el aparato digestivo. Se trataba del doctor Franz Xaver Mayr, un especialista del intestino. Esto no significa que actualmente no existan médicos que sientan una fascinación especial por el tracto digestivo. Pero hoy en día, cuando un médico se dedica a este órgano, se especializa solo en una de sus partes. Y, por lo tanto, dedicará toda su vida a estudiar el ano o el estómago o se pasará el día entero observando intestinos gruesos.

Franz Xaver Mayr nació en 1875 en Gröbming, un pueblo de Austria. Estudió medicina en la Universidad de Graz y ya durante sus prácticas como estudiante enseguida trabó contacto con pacientes aquejados de graves trastornos digestivos. Así, observó que las curas alimenticias y los tratamientos diarios para descongestionar el abdomen y activar la musculatura intestinal aliviaban también trastornos digestivos que, en un principio, eran aparentemente ajenos al intestino.

Inspirado por esta circunstancia, se propuso hacer acopio del mayor número de conocimientos acerca de esta víscera. Le llamaba la atención que fuera imposible hacer aseveraciones significativas sobre su estado, como las que se hacían acerca de otros órganos, como el corazón o los riñones. No comprendía por qué con el intestino era diferente.

En 1901 obtuvo su doctorado y en 1906 empezó a trabajar en el célebre balneario de Karlsbad. Alentado por sus estudios y tratamientos, en aquella época escribió unas orientaciones generales para la óptima salud del sistema digestivo y describió la interacción entre los diferentes estadios de la digestión y sus efectos sobre los órganos circundantes y el resto del organismo, con una precisión desconocida hasta entonces.

Gracias a la medición de la cavidad abdominal y la exploración por palpación de los distintos segmentos del aparato digestivo, a partir de ese momento se pudieron identificar muchos de sus trastornos. También se supo que algunas posturas incorrectas de la columna vertebral eran las responsables de determinadas dolencias que en adelante podrían ser debidamente subsanadas. En su obra *Die Darmträgheit* (La apatía intestinal), describió estas relaciones de reciprocidad en un lenguaje comprensible para neófitos en la materia, y en *Fundamente der Verdauunskrankenheiten* (Fundamentos de las enfermedades del aparato digestivo) hizo lo propio para un amplio público de lectores del campo médico.

Los cuidados del tracto digestivo constituían la base de su tratamiento —desde el ayuno hasta la cocina casera suave—, y ponía en práctica toda clase de dietas, según el factor de tolerancia y los trastornos tratados. Al mismo tiempo, cada día realizaba a los pacientes un enjuague intestinal con un agua salina y administraba cuidados específicos para la regeneración del órgano. Así surgió la célebre terapia de medicina natural conocida como Cura de F. X. Mayr.

F. X. Mayr dio conferencias en el hospital la Charité de Berlín y en la Clínica Mayo de Estados Unidos, y en su vejez fundó la Sociedad Internacional de los Médicos Mayr, que actualmente cuenta con unos seiscientos miembros en todo el mundo.

Limpio, más limpio, limpísimo: una limpieza de primavera para tus intestinos

De la limpieza del intestino se han ocupado numerosos médicos y terapeutas. Sin embargo, vaya por delante que este órgano sabe cómo arreglárselas muy bien solo; después de todo, se trata nada menos que de una superficie de unos 300 metros cuadrados. Suponiendo que fuera posible acceder a este conducto equipados con un limpiador de vapor, probablemente tardaríamos medio día o más en realizar la tarea. Además, de entrada, convendría asumir que la mucosa intestinal enferma no se va a regenerar, porque lo que estamos haciendo solo es un proceso de higiene y, por lo tanto, a los dos o tres días el medio volvería a estar como antes.

Si alguna vez has tenido la mucosa bucal enferma, sabrás que en estas circunstancias la boca no consigue limpiarse por sí misma después de comer. Será preciso enjuagarse con agua para eliminar los restos de comida, y la próxima vez que comamos volveremos a encontrarnos con el mismo problema. Solo si la mucosa está sana se restaurará debidamente el proceso de higiene natural. Por lo tanto, en el mejor de los casos, nuestros esfuerzos solo ayudarán a favorecer que el intestino se regenere y se encargue de su propia higiene.

Solo hay dos formas de realizar una limpieza intestinal: por vía bucal o por vía anal. La segunda implica hacer uso de una lavativa, y, aunque no le suele gustar a nadie, es uno de los recursos más antiguos que existen para descongestionar el intestino de materia fecal. Se emplea este método en las medicinas egipcia, griega e india, y probablemente exista también en todas las culturas del mundo. El objetivo era, y sigue siendo, vaciar el colon a corto plazo, ya sea antes de una operación o debido a un episodio de estreñimiento crónico. El enjuague con un enema solo sirve para el intestino grueso, el delgado no se puede purgar así. Como ya hemos mencionado, entre ambos hay una válvula que impide el paso del líquido. La superficie del colon es insignificante comparada con los pliegues y las vellosidades del intestino delgado; y, si bien el primero es el más sucio con diferencia, al menos no absorbe tantas toxinas. De ahí que los enemas solo sean parcialmente útiles.

La sal de Epsom

También podemos recurrir a una purga oral, pero sería nefasto beber ingentes cantidades de agua con esta idea. Como el intestino absorbe toda el agua, el volumen sanguíneo sobrecargaría de tal manera el sistema circulatorio que podría provocar una insuficiencia cardíaca de consecuencias fatales.

Ahora bien, si realizamos un lavado de estas características con una solución salina, el resultado será muy distinto. El agua con sulfato de magnesio (sal de Epsom o inglesa) y el sulfato de sodio (sal de Glauber) son sus embajadores más conocidos. Estas aguas medicinales manan de lugares que luego se han convertido en balnearios como Karlsbad, Montecatini o Teplitz, lugares particularmente frecuentados por personas aquejadas de enfermedades digestivas. Quienes se someten a estas curas suelen beberlas a diario por una buena razón: irrigan suavemente el aparato digestivo, en función de la dosis administrada.

Tanto la sal de Epsom como la de Glauber son conocidas por sus propiedades laxantes. Si tomas apenas un vaso, al cabo de unas horas evacuarás un cubo de líquido y no podrás levantarte del inodoro. No obstante, para que se produzca este efecto purgante, la dosis es decisiva.

Si ingieres esta solución sódica durante diez días en una dosis adecuada como laxante, tus intestinos no funcionarán mejor que antes; es más, perderán fuerza y energía. Como sucede con la mayoría de laxantes, el organismo no solo pierde una gran cantidad de agua, sino también potasio, cuyo papel es esencial para la contracción muscular. Cuando tenemos déficit de este mineral, la musculatura se va volviendo poco a poco más fláccida, y el intestino necesitará la ayuda de laxantes para funcionar, hasta volverse dependiente de estos productos. Suponiendo que necesitemos una dosis elevada de laxante para combatir un estreñimiento momentáneo muy pertinaz, una vez superada la crisis aguda deberemos reducir la ingesta del remedio drásticamente.

La denominación química de la sal de Epsom es sulfato de magnesio, y la de la sal de Glauber, sulfato de sodio. Todas las aguas sódicas son sulfatadas, esa es la característica a la que deben su principio activo.

En caso de ser ingerida durante un período muy prolongado, el sodio de la sal de Glauber puede provocar un aumento de la presión arterial como efecto secundario, cosa que no sucede con la sal de Epsom. Por eso conviene dar preferencia a esta última. Como al intestino le resulta muy difícil absorber el sulfato, se queda adherido a sus paredes. Es precisamente esto lo que impide la reabsorción del agua ingerida y, al mismo tiempo, también de las toxinas bacterianas, que serán expulsadas igualmente, de ahí su beneficioso efecto.

Por desgracia, como los sulfatos pueden dificultar la absorción de medicamentos imprescindibles, estos deberán tomarse al menos 30 minutos antes o unas horas más tarde.

Si empleamos una dosificación idónea, evacuaremos una materia fecal muy blanda o acuosa aproximadamente equivalente a la cantidad de sales ingeridas. En las concentraciones de efecto laxante, la elevada presencia de sulfato en el intestino favorecerá la filtración de agua para diluir la solución. Esto explica la acción laxante en dosis más elevadas.

Bien dosificada, la sal de Epsom tanto favorece el aumento del ácido clorhídrico en el estómago cuando hay poco, como atenúa su concentración en los jugos gástricos si hay mucha.

También estimula las secreciones del hígado y su elevado índice alcalino fortalece el flujo biliar, cosa que neutraliza su excesiva acidez. La bilis propicia entonces una mejor peristalsis en el intestino delgado y contribuye, por lo tanto, al efecto de enjuague. A causa de la acción laxante, la vesícula biliar empezará a contraerse de forma espasmódica. Si tienes cálculos biliares, un cólico biliar será muy doloroso, así que si es tu caso sería conveniente que evitaras tomar demasiados laxantes.

Cuando tomamos una dosis idónea tendremos ganas de defecar entre una y dos horas más tarde debido a un mecanismo fisiológico que, en términos médicos, se denomina reflejo de defecación. Las prisas por ir al baño después de tomar una taza de café también obedecen a un reflejo de defecación inducido. El intestino grueso recibe la información de que el estómago se ha irritado ligeramente y evacúa como medida preventiva basándose en el lema: «Más vale hacer sitio por si llega el quimo». En cuanto a las sales, no se excretan las que acabamos de tomar, sino las ingeridas el día anterior. Normalmente transcurren entre 4 y 12 horas hasta el momento de la defecación, que debería ser muy blanda si la dosis ingerida ha sido correcta. Todos los efectos beneficiosos ya descritos se potencian al administrar una toma moderada por la mañana en ayunas.

Algunas voces críticas sostienen que la flora intestinal se resiente cuando se emplean las sales de Epsom durante cierto tiempo. Sin embargo, como ya hemos mencionado, es una forma efectiva de deshacerse de gran parte de los habitantes que pululan en nuestro intestino. Algunas investigaciones han demostrado que, incluso después de hacer uso de estas varias semanas, persiste una flora intestinal inofensiva y dispersa.

En caso de ingerir la sal inglesa durante un período más extenso aún, será preciso evitar la dosis laxante, es decir, entre cinco y seis gramos o más. El límite máximo se establecerá entonces en solo tres gramos, una cantidad equivalente a una cucharada de té rasa, colmada sería ya demasiado.

La sal de Epsom se adquiere en forma cristalina; para consumirla deberemos verterla en un vaso de agua caliente hasta que se diluyan los cristales. Dado que el agua fría estimula la motilidad intestinal, será más beneficiosa si se ingiere con agua tibia o caliente.

Alcalinidad y acidez

Conseguir un medio ácido-alcalino equilibrado es imprescindible para todos los procesos metabólicos que se desarrollan en el organismo. La mayor parte de las enfermedades de nuestra civilización, como la hipertensión, el derrame cerebral, el cáncer o la diabetes, así como también algunas dolencias musculares y articulatorias, la osteoporosis y ciertas afecciones cutáneas, están asociadas con un exceso de acidez én los tejidos.

Al margen de la naturaleza generadora o desintegradora de los procesos químicos endógenos, absolutamente todos dependen de un entorno específico. Si no imperan unas condiciones idóneas, se producen deficiencias en los procesos de desarrollo y eliminación de sustancias. Como consecuencia de esto, aparecerán productos intermedios parcialmente tóxicos que, al no degradarse por completo, dañan los tejidos. El equilibrio ácido-alcalino desempeña un papel primordial para asegurar la protección de este medio. Veamos de qué se trata.

Las sustancias ácidas tienen un efecto corrosivo, un sabor agrio, y además suelen reconocerse bajo los nombres de ácido acético, clorhídrico o láctico respectivamente; en cambio, las bases son alcalinas —incluso cáusticas, una cualidad relacionada hasta cierto punto con el jabón, aunque en realidad alude a bases fuertes— y de algún modo son opuestas a las ácidas, que son capaces de neutralizarlas.

Para determinar el grado de acidez o alcalinidad de una solución se emplea el índice de pH, donde el valor 0 será muy ácido, y el valor 14, muy alcalino.

Nuestra sangre posee un pH constante de 7,4. Cuando se aprecian valores por debajo de 7,36 se habla de una acidosis, es decir, hiperacidez. En cambio, los valores que rebasan el índice de 7,44 indican una alcalosis, o sea, que la sangre es excesivamente alcalina. Los registros por debajo de 6,8 y por encima de 7,7 implican consecuencias fatales.

Para que te hagas una idea del índice pH de algunas sustancias, he aquí una lista con su valor correspondiente:

> Zumo de limón: 2,5
> Cola: 2,5
> Vino: 4,0
> Café: 5,0
> Leche: 6,5
> Agua mineral: 6-7
> Jabón: 9,5
> Sosa cáustica: 13,5

Si evalúas este listado desde la perspectiva del gusto, te sorprenderá que el zumo de limón y los refrescos de cola sean igual de ácidos. Esto se debe a que la cola contiene aproximadamente un diez por ciento de azúcar para contrarrestar su sabor amargo.

¿Cómo consigue nuestro organismo mantener el pH de la sangre dentro del estrecho margen de 7,36 a 7,44 para mantenerse sano? Pues gracias a la capacidad amortiguadora de los sistemas tampón de los que dispone con el fin de compensar el exceso de acidez o alcalinidad. La sangre también dispone de algunos sistemas tampón y se vale de los pulmones, los riñones, y la piel, así como de los intestinos, para expulsar los ácidos.

Si los amortiguadores fisiológicos se sobrecargan durante un espacio de tiempo excesivamente prolongado, primero se acidificarán los tejidos, con el fin de preservar el pH de la sangre dentro de sus estrechos límites. Luego aumentarán los ácidos excretados por el riñón a través de una orina visiblemente ácida y la piel transpirará una gran cantidad de sudor también ácido, con un olor característico a pomelo.

Los procesos de fermentación que producen ácidos intestinales alteran este delicado equilibrio, así como la ingesta excesiva de alimentos ácidos, como carnes, pescados, cereales, huevos y las bebidas ácidas, casi todas de procesado industrial. No obstante, siempre tenemos la posibilidad de eliminar el excedente de ácido a través del sudor mediante el deporte o en la sauna.

También podemos reducir los procesos de fermentación en el intestino si evitamos comer demasiada fruta y tenemos en cuenta las posibles intolerancias a los alimentos con fructosa o lactosa. Una dieta alcalina a base de frutos secos, verduras y un poco de fruta madura será beneficiosa para mantener este equilibrio ácido-alcalino.

Hay otro modo muy sencillo de eliminar la acidez de nuestro organismo en favor de la alcalinidad. Consiste en beber agua. Apenas un sorbo de agua es suficiente para diluir el ácido clorhídrico acumulado en el estómago. Su buen funcionamiento depende de este equilibrio; por eso, las llamadas células parietales que revisten la cavidad gástrica producen ácido con el fin de mantener su entorno en condiciones óptimas. No obstante, el estómago, además, produce bicarbonato, una sustancia muy alcalina, que al ser vertido en el torrente sanguíneo actúa como un tampón fisiológico para contener el exceso de acidez. Tal como ocurre con otros muchos mecanismos de nuestro cuerpo, también aquí estamos ante procesos muy complejos que no siempre son fáciles de comprender.

Si quieres incrementar los beneficios de este plan curativo intestinal puedes tomar polvos alcalinos disueltos en agua de una a tres veces al día. Dada la elevada presencia de bicarbonato en su composición, el agua se volverá más alcalina; así será capaz de neutralizar una mayor cantidad de ácido y, con ello, reactivar la producción de bicarbonato en el estómago.

¡Hay que beber!

El cáncer de colon y vejiga, al igual que los cálculos renales, las enfermedades cardiovasculares y la diabetes están relacionados con un insuficiente aporte de líquidos. Si bebes poco, tendrás más problemas para concentrarte. Algunas personas sufren dolores de cabeza y estreñimiento también por esta causa. Pero ¿por qué es tan importante beber líquidos? ¿Por qué parece tan difícil estipular cuánto debemos beber? Y, por último, ¿de qué forma nos depuran los líquidos?

Una buena parte de nuestro cuerpo es agua, entre un 50 y un 60 por ciento de nuestro peso. En un hombre de 75 kilos, esta proporción equivale a 42 litros. Diariamente se renuevan unos tres litros de esta cantidad, es decir, entre un cinco y un diez por ciento del total. Si hoy dejaras de beber, pronto empezarías a padecer dolores de cabeza y fatiga, y dentro de dos días, a más tardar, sufrirías un colapso. Llegado ese punto, no sobrevivirías mucho tiempo más. Por el contrario, nuestro organismo tolera mejor el ayuno voluntario, ya que podemos pasar 30 días o más sin comer.

Hay cuatro órganos que nos exigen beber líquidos. La mayor pérdida de agua se realiza a través de la orina, que representa 1,5 litros diarios. Si te preguntas de qué manera llega a la vejiga antes de ser excretada, la respuesta es muy sencilla: pasa al torrente sanguíneo a través del intestino delgado, exactamente igual que el agua absorbida con los alimentos. Esto favorece el aumento del volumen sanguíneo, y, como el corazón tiene que trabajar más, el músculo cardíaco se expande. Para evitar una sobrecarga, contamos con una hormona que estimula la producción de orina en los riñones, de tal manera que, cuanto más bebemos, más orina fabricamos.

Por otra parte, cada persona pierde aproximadamente medio litro de agua a través de los pulmones y la piel.

En el caso de los pulmones no es en absoluto evidente. Pero, si respiras ante un espejo, serás consciente de la humedad que contiene el aire exhalado. Y si multiplicas las minúsculas gotas adheridas a su superficie por 18.000, que es el número de respiraciones diarias, llegamos aproximadamente al medio litro. Asimismo, el aumento de la frecuencia respiratoria redunda en una mayor pérdida de agua.

A la vista de estos datos, no es difícil imaginar que podamos perder medio litro más a través de la transpiración, cuando sudamos en la sauna o en verano, cuando la temperatura escala hasta los 40°, una circunstancia muy perjudicial para las personas de edad muy avanzada, cuyo frágil organismo difícilmente se regenera tan solo con beber agua. Por otra parte, hay algunas actividades cuya práctica genera una cantidad de sudor que llega a alcanzar varios litros.

Junto a la vejiga, el pulmón y la piel, el cuarto órgano por el que perdemos agua es el intestino. Incluso cuando las heces están bien formadas, contienen entre 200 y 300 ml de agua. Y si la excreción es muy blanda o acuosa enseguida asciende a un litro o más.

Una parte del líquido que necesitamos es ingerido con la comida, y el resto lo bebemos. En el supuesto de que no abastezcamos nuestro organismo con los líquidos suficientes, cuenta con recursos para salir del paso de forma transitoria. Para ello restringirá la producción de orina, frenará el proceso de transpiración e intentará sustraer más agua de la materia fecal, prolongando el intervalo de tránsito intestinal. Estos órganos deben reducir necesariamente la pérdida de agua para evitar un colapso generalizado.

El buen funcionamiento del ciclo digestivo está condicionado por las numerosas secreciones generadas durante el proceso. Saliva, jugo gástrico, bilis, además de los jugos pancreático e intestinal, todos ellos suman diariamente entre ocho y nueve litros de líquido que, en buena parte, volverá a incorporarse al organismo a través del intestino delgado, porque si no fuera así, estaríamos obligados a beber sin parar. Cuando hay una deshidratación, nuestro cuerpo restringe la producción de estos jugos. La sequedad bucal es una manifestación evidente, y el estreñimiento es otro posible efecto.

A la vista de estas últimas consideraciones, cuando pongamos en marcha el plan para poner en forma el intestino será conveniente beber poco con las comidas, porque así ¡tendremos que beber más! Si pesas unos 70 kilos, deberías beber al menos tres litros de líquido al día. Con 50 kilos, bastarán dos, y con 100 kilos, cuatro litros diarios sería una cantidad idónea. Si te atienes a estas pautas, te sentirás perfectamente durante la cura. Ahora bien, conviene tener en cuenta la pérdida de sudor si practicas algún deporte o si vas a la sauna.

La mejor manera de saber si bebes suficiente líquido es por el color de la orina: mientras sea transparente con un ligero tono amarillento no debes preocuparte. Ahora bien, cuanto más oscura se vuelva, más líquido tendrás que beber.

De vuelta al pupitre escolar: se puede aprender a digerir bien

Para la salud intestinal, entrenar la masticación es como correr

Masticar bien puede resultar una tarea bastante ardua si de pequeño no has aprendido bien. No es fácil explicar por qué una persona mastica bien y otra engulle la comida. Solo sabemos que los hábitos alimentarios se forjan en la primera infancia. Muchas conductas surgen de la observación y la imitación en los primeros años de vida. Esto significaría que los hijos de padres tragones muy probablemente harán lo propio. En cambio, si solo come deprisa el padre o la madre, la probabilidad se reducirá a un cincuenta por ciento. El número de hermanos sin duda también influye. Pues cuantas más personas haya sentadas a la mesa, mayor será la necesidad de comer con rapidez para saciarse con una cantidad suficiente. En los tiempos en que la comida era escasa, el ser humano procuraba masticar bien para deleitarse hasta el final con aquello que hubiera en el plato. Sin embargo, en una época de opulencia como la nuestra, se parte de premisas contrarias.

Cuando comprendas hasta qué punto es importante masticar bien para tu intestino y tu salud general, habrás dado un primer paso muy importante. Asimismo, no debes olvidar que el producto final también nos aporta información acerca de cómo va la digestión.

Pero no basta con entender el principio del asunto. ¡Es imprescindible ejercitarse! Piensa que un idioma o un deporte no se aprende sin practicar. Por eso, el segundo paso importante consiste en masticar una y otra vez.

El tercero será fijar unos días a la semana para estos ejercicios y perseverar durante uno o dos años seguidos. Si interrumpes el entrenamiento demasiado pronto, apenas hayan transcurrido uno o dos meses, volverás a engullir la comida. Es como cuando te pasas cuatro semanas aprendiendo palabras en un idioma nuevo como un poseso y luego lo dejas. En dos meses habrás olvidado casi todo.

Para que te sirva de estímulo, recuerda que cuando masticas bien le estás haciendo un favor al estómago, a los intestinos, al hígado y a tu salud en general, porque de esta forma estás privando de sustento a unas cuantas bacterias intestinales, y que tu piel, además de otros órganos, se alegrará de liberarse de unas cuantas toxinas.

¡Mastica de forma apropiada y sana! Sin embargo, no olvides que se trata de masticar bien y no lentamente. Degusta la comida y mantenla en la boca hasta que se deshaga por completo. Esto es básico.

La saciedad es cuestión de práctica

Cuanto más fatigado esté el aparato digestivo, más trabajo le costará transmitir sensación de saciedad. En Japón, uno de los principios de la buena alimentación consiste en dejar de comer en cuanto el comensal percibe la más leve sensación de saciedad. Pero es más fácil decirlo que hacerlo, pues a menudo el estómago ni siquiera está en condiciones de enviarnos esta información.

El único mensaje que somos capaces de recibir es: ¡«Estoy lleno, no me cabe nada más!» En un estómago cansado y enfermo podemos echar la comida como si fuera un saco hasta que salga por el cuello. La sensación que nos transmitirá entonces será de empacho, que muy a menudo se confunde con la de estar saciados.

¿Cómo obtener una sensación de saciedad? Si nos tomamos el tiempo pertinente para masticar percibiremos esa sensación en 20 minutos, prácticamente al margen de los alimentos que hayamos ingerido y de la cantidad; las grasas y las proteínas también lo producen. En el caso de un bebé, esta sensación llegará con el último trago de leche materna, tan rico en grasas que lo dejará feliz y satisfecho. De ahí que los niños pequeños alimentados con biberón tengan dificultades para saciarse desde el principio.

Los hidratos de carbono no sacian, solo llenan y traen consigo un problema de calorías añadido. Con una dieta baja en grasas sucede lo propio. Por lo tanto, si sobrecargamos nuestro estómago constantemente con alimentos de estas características, se fatigará y al final ni siquiera sabrá decirnos cuándo estamos saciados. Para colmo, por la noche, con el cansancio acumulado de toda la jornada, la sensación de saciedad no se capta. Serás capaz de dar buena cuenta de una cena de cinco platos relativamente tarde, y no sería de extrañar que te entrase también el postre y el queso. Pero intenta hacer lo mismo al mediodía, cuando el estómago no está esperando, ya medio en trance, el descanso nocturno. Tal vez apenas después del segundo plato te sientas saciado y prefieras dar un paseo.

Durante el período que dure este plan de entrenamiento intestinal tendrás una oportunidad de oro para comprender qué significa notar una sana sensación de saciedad. Quizá pasen unos días hasta que la percibas, pero cuando ocurra es importante que te levantes de la mesa. Además, si dejas de comer en cuanto notes una sana sensación de saciedad, no te asaltará la fatiga inmediatamente después.

La defecación se puede entrenar

Durante estos días de depuración, no eres tú quien decide cuándo es el mejor momento para buscar un baño. No estamos diciendo que el efecto de la sal de Epsom sea explosivo y que no consigas llegar al retrete, pero advertirás cierto apremio con la suficiente claridad como para reaccionar.

En circunstancias normales, la cosa cambia. El ajetreo matutino anula nuestro impulso natural de evacuar. Cuando esta situación se repite con excesiva frecuencia y se ignoran las señales con absoluta desconsideración, el intestino deja de emitirlas. Si padeces estreñimiento será más necesario que nunca entrenar el órgano e ir al baño poco después de desayunar. De esta manera le indicarás que ese es el momento adecuado. Aunque no capte el mensaje enseguida y se muestre ofendido durante cierto tiempo todavía, si conviertes esta práctica en un ritual, tarde o temprano te lo agradecerá.

La asistencia médica y la importancia de la fisioterapia abdominal

El entreno y los enjuagues que se proponen en este libro brindarán una buena ayuda a un intestino perezoso. Sin embargo, cuando se trata de revitalizar, regenerar y sanar un segmento de este que ha enfermado, la cura purgante del tracto digestivo suele ser insuficiente.

En este supuesto, será conveniente considerar la asistencia de un especialista en el aparato intestinal, a ser posible un facultativo experto en el diagnóstico y la terapia según F. X. Mayr. Hay unos seiscientos terapeutas diplomados de estas características en todo el mundo, y con un poco de suerte habrá uno no muy lejos de tu casa. También puedes tomarte unos días libres para dedicarte plenamente a su cuidado en algún centro de salud especializado lejos del mundanal ruido.

¿Qué puedes esperar de la ayuda profesional? Ante todo, te ayudará a conocer a fondo el estado de tu aparato digestivo, y el médico constatará en qué medida se han producido ya alteraciones óseas en la caja torácica y la cavidad abdominal.

Entre otras cosas, evaluará el ángulo epigástrico. Normalmente, los arcos costales forman entre sí un ángulo de entre 20° y 40° aproximadamente en la región inferior del esternón.

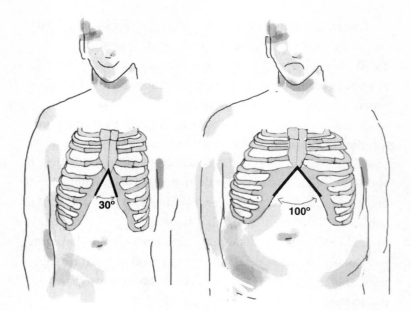

Los arcos costales se separan debido a la presión que ejerce un hígado con los conductos hepáticos obstruidos y un estómago agrandado, respectivamente. Dada su gran elasticidad para abarcar el contenido de la cavidad, este ángulo puede alcanzar con frecuencia los 90° o incluso más.

A continuación, el médico palpará los intestinos delgado y grueso para determinar su tamaño, su ubicación y sus características. También intentará descubrir obturaciones de tipo linfático en la cavidad abdominal que pudieran derivar en enfermedades. Mediante un ligero golpeteo en el abdomen, el terapeuta emprenderá la búsqueda de estados irritativos —inflamaciones, regiones hipersensibles y acumulaciones de gases—. También tomará nota de las modificaciones posturales o las lesiones ya existentes. Una vez obtenidos todos los resultados, incluidos los de las posibles intolerancias, considerarás, junto a tu terapeuta, cuál será la dieta curativa oportuna para ti a partir de ahora.

Los tratamientos de masaje abdominal forman una parte importante del asesoramiento profesional y siempre van ligados al plan de cura asistido, ya que el hecho de ejercer una suave presión rítmica en esta zona, entre cinco y diez minutos, estimula los movimientos peristálticos.

Van acompañados de ruidos gorjeantes y murmullos, y estimulan la absorción de nutrientes y el transporte de gases, cosa que, a su vez, mejora la circulación y el flujo linfático. El abdomen reduce su tamaño de forma sorprendente en este breve espacio de tiempo. Se regula la espiración, la actividad cardíaca y la presión arterial, y también la piel recupera su tonicidad. De esta forma, el intestino aprende a trabajar mejor. Cuanto mayor sea el deterioro que afecta al aparato digestivo, más importante será realizar el tratamiento de masaje diario para estabilizar el estado de salud.

En forma, más en forma, súper en forma: el plan de entrenamiento intestinal para tonificar tu salud en 10 días

A lo largo de estas páginas ya habrás comprendido que los hábitos alimenticios son clave para la salud intestinal. Y ahora es cuando te oigo decir: «No hay problema: yo mastico exageradamente bien, no como entre horas, por la noche ceno poco y hasta a veces nada. En unos pocos meses, mis trastornos digestivos habrán desaparecido». Sin embargo, para muchas personas esos meses son los más problemáticos. ¡Pregunta y ya verás!

A continuación te animo a poner en práctica un plan curativo consolidado hace ya muchos años. A lo largo de los cuatro lustros que he pasado trabajando en este campo, no todas las iniciativas se han saldado con un éxito inmediato, sino que las experiencias y los estudios más novedosos me han obligado a replantearme mis ideas continuamente.

El hecho de que los 10 días que se proponen basten para mejorar la salud de tus intestinos dependerá de varios factores. Los más importante son tu estado de salud actual y si necesitas la ayuda de un profesional. También debe quedar claro si tus dolencias intestinales —o de cualquier otro órgano— son recientes o te afectan ya desde hace tiempo, y si tomas algún medicamento con regularidad deberás dirigirte a un especialista que estará a tu lado para asesorarte.

Otro factor decisivo es saber qué tipo de persona eres desde el punto de vista médico. ¿Perteneces al grupo de los que castigan su salud, cometen excesos y, no obstante, has llegado gozosamente a los noventa años o, por el contrario, ya no queda ni rastro de ella? Casi todas las personas que llegan a una edad avanzada en condiciones saludables suelen ser moderadas en sus hábitos. A las que carecen de mesura les suele costar encontrar un equilibrio. Lamentablemente, esta actitud solo cambia cuando se cierne sobre su horizonte la amenaza de una enfermedad seria.

Es grato saber que mucha gente está dispuesta a cambiar en cuanto reconoce el sistema de interrelaciones que rige el cuerpo humano. Por tanto, si eres consciente de cómo te manejas ante las cuestiones de alimentación y salud, ya habrás dado un gran paso. ¿Cómo te describirías a ti mismo? En la «clasificación tipológica» usamos las palabras «tóxico» y «depurativo». En este caso, la calificación «perdidos» no tiene nada que ver con la serie de televisión estadounidense del mismo nombre, pero es verdad que esos personajes están tan perdidos en la isla como otros en materia de nutrición.

El tipo TÓXICO: Es temerario como Tarzán y se permite unos hábitos absolutamente perniciosos porque piensa que nada le puede perjudicar. Como los hombres primitivos en la Edad de Piedra, se alimenta por mera supervivencia, con la diferencia de que entonces era imposible elegir. Parece olvidar que en aquellos tiempos era impensable la idea de consumir ingentes cantidades de azúcar, ni que tampoco había un restaurante de comida basura en cada esquina. Para colmo, da crédito a charlatanes que supuestamente le aconsejarán cómo bregar con las consecuencias de sus excesos. Si sobrevive a su primer infarto, quizás empiece a preocuparse de su alimentación y de sus intestinos y pase a formar parte de otra categoría. Un plan de acondicionamiento intestinal no es una opción válida para él. Posiblemente tenga poca vitalidad como consecuencia del estilo de vida que ha llevado hasta ahora, o su organismo ni siquiera sea capaz de avisarle a tiempo de cuándo tiene que parar.

El tipo MIXTO: No tiene reparos en comer alimentos que no debería y es consciente de las posibles consecuencias. Le gusta vivir así, pero también sabe que, a la larga, la salud le pasará factura. Y posiblemente ya se ha dado cuenta de que su organismo necesita un respiro. Cada vez que sigue dietas desintoxicantes se propone cambiar, pero al final se impone la comodidad y es incapaz de controlarse. No obstante, siempre nota mejoría. Si le da suficiente tregua al organismo y repite la cura de vez en cuando, de tal manera que consigue equilibrar su toxicidad con períodos depurativos, el tipo mixto puede mantenerse sano hasta la vejez. Y este plan de revitalización intestinal pronto se convertirá en un apreciado compañero de vida para él.

El tipo DEPURATIVO: Es la persona sana por excelencia. Le aporta alegría ser moderado en sus hábitos, tiene conocimientos sobre nutrición y practica deporte con regularidad. La salud no le da quebraderos de cabeza. Si come algo que no debe sin saberlo, enseguida reduce sus efectos adversos al mínimo con una información apropiada. Hace pausas cuando percibe que sus baterías están al 80 por ciento de su capacidad. Su actitud ante las curas intestinales es de cierta sorpresa, sobre todo al constatar la estrecha relación existente entre el intestino y la alimentación, pero de cualquier forma va integrando todo lo que aprende. Como es una persona de por sí consciente de la importancia de la salud, esta cura le sirve para reafirmarse en sus convicciones y la pone en práctica de buen ánimo para sentirse más en forma todavía.

El tipo PERDIDO: Efectivamente, se encuentra perdido, en constante búsqueda de nuevas dietas; cuando no es para alcanzar su peso ideal, será para poner coto a las dolencias que lo aquejan en un momento u otro. Nunca encuentra una base suficientemente saludable. Hace intentos demasiado parciales que no dan resultado a largo plazo. Como siempre está abierto a posibilidades nuevas, el plan curativo que propongo aquí podría ayudar al tipo «perdido» a estabilizar su estado de salud y su peso.

Por lo demás, si no te identificas con ninguna de estas tipologías se debe a que la lista no aspira a abarcarlas todas.

Plan para depurar el intestino en 10 días

Más de uno pensará que el mayor impedimento para realizar una cura de desintoxicación de estas características en casa es una nevera llena. En el hogar de una persona soltera resultará más fácil vaciar la nevera. Pero si el resto de la familia desea seguir comiendo, el asunto se complica un poco más.

Aquí radica precisamente el quid de la cuestión, ya que durante este período estarás desconectado de los amigos, de la familia y de todas las personas a las que no deseas ver mientras saborean un plato exquisito. En este sentido, los miembros de las comunidades religiosas lo tienen más fácil, porque tienen unos períodos previamente establecidos para el ayuno comunitario.

¡Pero eso también tiene fácil arreglo! Busca cómplices. Anima a tus amigos y/o familiares a sumarse a tu iniciativa y fija una fecha de inicio. Reúnete con ellos con regularidad durante la cura para intercambiar experiencias. Te resultará más sencillo sostener este desafío si compartes tus éxitos con alegría y un poco de diversión.

Suponiendo que estés rodeado de representantes del grupo «tóxico», siempre puedes probar con ellos; tal vez consigas que alguno salte por encima de su sombra. Seguro que te lo agradecerá.

Qué necesitas y qué no

En primer lugar, necesitas diez días libres de estrés y saber que podrás dormir ocho horas. ¡Si estás pasando por alguna fase extenuante en tu vida privada o profesional, mejor olvídate! Como ya hemos mencionado, el hecho de que amigos o familiares se unan a tu causa supone numerosas ventajas. Además, deberás dedicar 30 minutos a las comidas dos veces al día para que el entreno masticatorio surta efecto.

¿Qué más necesitas? Agua en abundancia, si es posible sin gas, e infusiones que te gusten. *Lemongrass*, hierbas de montaña, alcalinas, desintoxicantes o similares, el abanico de posibilidades es interminable.

Es imprescindible poner en práctica masticar perfectamente cada comida y cualquier alimento rico en nutrientes y vitaminas. En adelante llamaré a algunos alimentos «aptos» y a otros «no aptos». Elige los que más te gusten y procura introducir pocos cambios en el menú. Una alimentación monótona tiene efectos más beneficiosos que otra muy variada.

Cualquier clase de fruto seco, el coco y el pan o los panecillos de espelta seco o sin gluten son apropiados para hacer ejercicios de masticación. Si optas por el pan, debes cortarlo en rebanadas y dejar que se seque dos o tres días para que adquiera la consistencia de un buen bocado.

Son alimentos aptos la leche de almendras, de soja, cruda (que es la leche no procesada) y el yogur de oveja, cabra, vaca o de soja, así como los batidos vegetales caseros o los zumos de raíces.

Si por razones médicas no puedes realizar esta dieta de forma estricta o no deseas perder peso, también puedes comer aguacate, pechuga de pavo, salmón salvaje, huevos pasados por agua, sopa de verduras y vegetales fáciles de digerir que no produzcan gases.

Por el contrario, los cigarrillos, el café, el alcohol y el azúcar quedarán absolutamente excluidos en este período de depuración y cura intestinal. Si eres del tipo «tóxico», quizá de entrada se te haga una montaña. Pero no te desanimes, atrévete a cambiar.

Todos sabemos que fumar es malo para la salud. Como la nicotina tiene un efecto ligeramente irritante, muchos fumadores con el intestino perezoso aprovechan esta circunstancia para favorecer la defecación. Sin embargo, estos estímulos son contraproducentes en este período de cura. Aquí tienes una razón más, entre otras muchas, para dejar de fumar.

Si eres fumador y te abstienes de los cigarrillos al menos durante diez días para poner en práctica nuevos hábitos, no aumentarás de peso aunque luego dejes de fumar definitivamente. ¡Te lo aseguro! No podría haber un momento mejor para dejar el tabaco. Merece la pena considerar la idea.

Desde el punto de vista médico no hay argumentos contra el consumo moderado de café, pero también irrita el intestino, de ahí que debas evitarlo mientras realices la cura. Al igual que el alcohol y los cigarrillos, estimula el sistema nervioso simpático. No obstante, la regeneración resulta favorecida cuando prevalece la influencia del parasimpático, ya que es importante dormir bien y profundamente. Este es otro motivo más para renunciar al café durante la cura.

Muchas personas sufren dolores de cabeza durante los tres primeros días que pasan sin tomar café; por eso conviene empezar a evitarlo una semana antes de empezar. Aunque no te librarás de la jaqueca, al menos no será tan intensa como si lo dejas en el momento en que empiezas la cura de ayuno.

Tendrás que prescindir del alcohol, por mucho que se atribuya un efecto positivo al consumo de una pequeña cantidad diaria. Para el hígado será un alivio no tener que encargarse de la depuración alcohólica. También la diamino oxidasa, la enzima que neutraliza la histamina, disminuye por el consumo de alcohol. Aun cuando no ingieras alimentos que contengan histamina en este período, todo indica que el alcohol afecta a la digestión, así que no es conveniente ingerirlo durante la cura.

¡El azúcar es una sustancia tóxica! Los trastornos que provoca en nuestro organismo son tan diversos como los derivados del consumo del alcohol y el tabaco. Evidentemente, la cantidad tiene su importancia. Durante la dieta, el azúcar afectaría a tu metabolismo, ocasionando una hipoglucemia (así se llama a las bajadas de glucosa); te entraría hambre y ganas de comer. El azúcar es un producto químico que altera el metabolismo, y provoca carencias de vitamina B y problemas digestivos. Consumido de forma muy moderada, puede tener un sitio en nuestra vida cotidiana, siempre que sea en proporciones muy moderadas, pero en un plan depurativo no se le ha perdido nada.

¡Acondicionamiento y desalojo previo!

Empieza a introducir cambios en tu dieta ya una semana antes. Si no vas a dejar de trabajar, este período de preparación será muy importante para evitar la sensación de malestar de los primeros días. Siempre que sea posible, toma una dosis de tres gramos de sal de Epsom, o sea, una cucharada de postre rasa cada mañana en ayunas, disuelta en un cuarto de litro de agua caliente.

Mastica tu desayuno habitual y el almuerzo exageradamente bien; la cena será muy frugal, y si puedes, la suprimes. Como vas a ingerir menos líquidos con la alimentación, tienes que beber entre dos y tres litros de agua o infusiones sin azúcar. Además eliminarás el café y reducirás de forma drástica el alcohol y los cigarrillos, o tal vez hasta prescindas de su consumo.

Durante esta semana preparatoria, también deberás tomar una cucharada de postre ligeramente colmada de polvos alcalinos disueltos en un cuarto de litro de agua. De esta manera te irás acomodando progresivamente a la situación, y hacerlo ayudará a que te sientas mejor durante el proceso.

Los 10 días

Es ideal empezar la cura de ayuno un viernes. El primer día se lleva bien aunque debas ir a trabajar. El segundo y el tercero ya no son tan fáciles, pero es fin de semana y probablemente habrás planeado un par de días tranquilos. Del cuarto al décimo todo va como la seda; el organismo ha captado los cambios y nos sentimos mejor cada día que pasa.

La purga: ¡fuera la porquería! Cuando el intestino se haya vaciado notarás una gran sensación de bienestar interior. Cada día, al levantarte, harás una purga con tres gramos o una cucharada de postre rasa de sal inglesa disuelta en un cuarto de litro de agua. Los tres primeros días comprobarás cómo reacciona tu intestino ante esta iniciativa, a menos que ya lo sepas por la semana anterior. Deberías evacuar de una a tres veces diarias; serán unas heces entre blandas y acuosas cada vez menos pestilentes. Si padeces estreñimiento, será mejor que los dos primeros días tomes doble cantidad.

Si las purgas no son satisfactorias, puedes tomar una dosis más de sal de Epsom media hora antes del almuerzo.

Desayuno y almuerzo: sería conveniente calcular al menos unos treinta minutos para cada uno respectivamente. En general, a los veinte minutos ya se experimenta una grata sensación de saciedad, si bien al principio esta sensación puede demorar un poco más. Si comes deprisa y masticas mal no te sentirás suficientemente saciado. Los beneficios de la cura se reducirán, y llevarla a cabo se volverá una tarea más ardua.

Piensa que tu objetivo es dejar de proporcionar alimento a los gérmenes intestinales. ¡Y eso no se consigue solo masticando bien, sino exageradamente bien! Las comidas deben incluir siempre algún alimento (apto) con el que entrenar la masticación, así como otro que te aporte nutrientes, o sea, vitaminas, minerales y oligoelementos, o unas cuantas calorías adicionales si no deseas perder peso. Los alimentos aptos, como los frutos secos o el pan, necesitan la saliva que producimos con la masticación para facilitar su digestión, ya que son difíciles de masticar. Y, en este caso, cuanta menos fibra contengan, mejor.

Una comida transcurre así: te llevas a la boca una nuez o un pequeño bocado de panecillo seco y masticas. Cuando solo quede ya jugo salivar, ingieres una pequeña cantidad de un alimento «apto» para que ambos se mezclen y sigues masticando, hasta que adviertas una ligera sensación de saciedad. No es conveniente beber durante las comidas, ya que el efecto curativo disminuye.

A la hora del almuerzo comes lo mismo que en el desayuno. Cuanto más monótona sea tu alimentación, más beneficios te aportará. Si por razones médicas, o porque te preocupa perder peso, optas por el plan revitalizador suave, y al mediodía comes unas verduras hervidas o en sopa, procura que el menú sea repetitivo, con dos variedades como mucho. Por ejemplo: zanahorias con patatas o con hinojo. Descarta las hortalizas que produzcan gases o sean fibrosas como la col, los puerros, la col rizada, la cebolla y las legumbres.

Como ya hemos dicho, es mejor que no prepares un plato de verduras variadas, porque cuanto más diferentes sean mayor será el riesgo de que haya alguna que no toleres bien y te veas obligado a interrumpir la cura. En este caso también deberás acompañar las verduras con un alimento que estimule la masticación, de lo contrario no te sentirás saciado durante el tiempo suficiente.

Entre las comidas: Es importante beber. Puedes empezar apenas una media hora después de comer. Conviene ingerir entre dos y tres litros diarios. Si practicas alguna actividad deportiva en la que transpires mucho o vas a la sauna, piensa que deberás reponer la cantidad de líquido que sale del organismo. Cuando la piel desarrolla sus funciones con normalidad, una persona pierde medio litro de agua en cada baño de vapor. Un poco de deporte y dos sesiones de sauna ya suponen la pérdida de entre 3,5 y 4,5 litros. En estos 10 días tu bienestar dependerá muy especialmente de que ingieras la cantidad de líquidos suficiente. El riñón es un órgano depurador excelente, ¡dale trabajo!

¿Cómo va tu abdomen? Si tuvieras la suerte de vivir cerca de algún experto en el aparato intestinal y hubieras decidido contar con asesoramiento profesional para poner en práctica esta cura, según el método F. X. Mayr en estos días recibirías entre tres y cinco tratamientos de fisioterapia. Y, tras una consulta médica, tendrías la posibilidad de prolongar la dieta, siempre que eso fuera conveniente para tu aparato digestivo y tu salud. Como el momento más difícil casi siempre es empezar, superar con éxito este período adicional sería cosa de niños.

Deporte, bienestar, sauna: durante estos 10 días sería oportuno reducir la práctica deportiva. Si no haces ejercicio físico de ninguna clase quizá tu primera reacción sea de alivio, pero te equivocas. Esta actitud te define como una persona perezosa, y deja muy claro que deberías plantearte cambiar ciertos esquemas y moverte más. Aparte de las actividades deportivas, puedes recurrir a prácticas más sencillas, como subir las escaleras en vez de tomar el ascensor o caminar cuando tengas que ir a algún sitio que no esté demasiado lejos. Siempre es saludable recorrer a pie la distancia que separa dos paradas de autobús, tranvía o metro.

Cuando estés siguiendo este plan curativo no te faltará energía y vigor. Pero la escasa ingesta de alimentos suele afectar a la capacidad de resistencia, por lo que sería conveniente que alternaras el deporte con los días de descanso. Tu objetivo es regenerar y desintoxicar el organismo, el entrenamiento para la próxima maratón puede esperar 10 días.

Las sesiones de sauna o los baños de vapor te ayudarán a eliminar toxinas a través de la piel. Además, es una buena manera de desalojar la nicotina del cuerpo; se te quitarán más fácilmente las ganas de ir a por el siguiente cigarrillo, espero. El sudor acostumbra a ser pegajoso y maloliente durante los primeros días, pero después cambia.

La mente juega malas pasadas por la noche: al principio no te resultará fácil prescindir de la cena. Pero, cuando des el primer paso, podría resultarte muy beneficioso evitar esta ingesta a largo plazo. Muchos de mis pacientes con un bajo metabolismo basal han controlado sus problemas de peso dejando a un lado la cena casi por completo. Por «metabolismo basal» debemos entender la cantidad de energía que el cuerpo necesita para realizar sus funciones. La persona que tiene un metabolismo basal bajo necesita menos calorías, por lo que aumenta de peso al menor descuido.

Es difícil cambiar los hábitos y, además, comer no es uno de los más desagradables precisamente. Como somos animales de costumbres, el enemigo interno que llevas en tu estómago se inmiscuirá en tus asuntos contrariado para dar su opinión: «¿Pero qué haces? ¡Sería mucho más grato comer un plato sabroso, beber una buena copa de vino y luego tal vez fumarse un cigarrillo! ¡Solo se vive una vez! ¿Cómo puedes ser tan memo?»

Sin embargo, las exquisiteces tendrán que esperar a otro momento. Te has acogido a este plan para conservar la salud o para evitar caer enfermo. Ten muy presente tu objetivo y contéstale: «Déjame en paz. ¡Si te calmas, quizá muy pronto vuelvas a tener lo que quieres!» Y te tomas un vaso de agua o una infusión. Tu enemigo interno comprenderá la situación con relativa rapidez y al cabo de dos o tres días te dejará tranquilo. Algunas veces estos seres desmedrados pueden ser muy pertinaces, pero antes o después entrarán en razón y respetarán tu decisión. Si no es la primera vez que haces esta cura, tu enemigo interno ni rechistará.

El principio fundamental de este plan desintoxicante es proporcionarle un buen descanso nocturno al intestino. No obstante, siempre podrás reconfortar a tu estómago hambriento con una infusión, agua o un delicioso caldo de verduras. Y si además te tomas el caldo o el té con ayuda de una cuchara tendrás la sensación de comer algo. De esta forma te resultará más fácil evitar la sensación de abstinencia.

¿Qué pasa después?

Ya han pasado 10 días y ha sido más fácil de lo que pensabas. Has aprendido a comer con moderación y a dar por terminada la comida en cuanto adviertes una ligera sensación de saciedad. Has dejado de picar entre horas, le das paz a tu intestino por la noche y bebes suficiente cantidad de líquido. Has borrado de tu dieta los alimentos «no aptos», te has depurado y respiras vitalidad. Al levantarte por la mañana te sientes despierto, como debe ser después del sueño reparador nocturno.

Independientemente de tu salud, tal vez también te hayas propuesto cambiar de dieta a partir de ahora. Pero todo a su tiempo. Porque si intentas introducir demasiados cambios a la vez, la situación podría sobrepasarte hasta el extremo de volver a caer en el antiguo patrón. De ahí la importancia de proponerse pequeñas metas sucesivamente y concentrarse en conseguir una sola cada vez.

Si todavía no eres una de las pocas personas que trituran bien los alimentos con sus molares, aún estás a tiempo de aprender. Aunque, según mi experiencia, masticar apropiadamente quizá sea el objetivo más difícil de conseguir, este aprendizaje trae consigo numerosos beneficios para tu salud. Si consigues concentrarte en la masticación de la comida un día a la semana y prescindes de la cena, ya será una gran ayuda.

Durante la semana posterior a la cura, no dejes de entrenar y mastica de forma exagerada frutos secos o pan duro. El hecho de desleír así la comida constituye de por sí una práctica para comensales avanzados entre los que ahora te cuentas.

Ve añadiendo a tu desayuno y de forma paulatina frutas que se digieran con facilidad. Las idóneas son los plátanos, la papaya, los arándanos y un poco de mango. Un huevo pasado por agua también es una buena manera de enriquecer el desayuno.

Al mediodía come unas verduras digestivas que no produzcan gases acompañadas de algo de pescado, ave, arroz o pasta. Las hortalizas deberían ocupar tres cuartas partes del plato, y los acompañamientos el resto.

Sería conveniente que evitaras la cena al menos unos días más para finalizar la cura paulatinamente. Y cuando termines deberías tomar solo caldo de verduras durante unas cuantas noches más.

Por la mañana, antes del desayuno, sigue tomando la sal de Epsom cada dos días y los polvos alcalinos media hora antes de desayunar y de la comida del mediodía.

Un día de entreno: el descanso intestinal

En el magnífico documental de la BBC *Eat, Fast and Live Longer* o, en español, *Come, ayuna y vive más*, el periodista Michael Mosley investiga el modo de erradicar las enfermedades de nuestra civilización, como el infarto de miocardio, el ictus cerebral, la diabetes y el cáncer, todas ellas condicionadas por los excesos alimenticios.

La primera vez que oí hablar de este documental pensé que, si comer deprisa y la longevidad iban de la mano, yo llevaba veinte años en el camino equivocado. Solo cuando leí el título con detenimiento, di un suspiro de alivio y fui consciente de lo importante que puede ser una coma.[1]

Aunque Michael Mosley está convencido de los efectos beneficiosos del ayuno, no puede imaginarse cambiar su estilo de vida. Por eso propone mantener la dieta de siempre cinco días a la semana y ayunar los dos restantes. Es difícil imaginar que este método sea una verdadera ayuda a largo plazo, sobre todo teniendo en cuenta que precisamente los dos primeros días de ayuno nunca son agradables, y el segundo menos aún. Cuando empezamos a ayunar, nos cuesta pensar, los miembros se fatigan y solemos tener dolor de cabeza. Si tuvieras que soportar esto 52 veces al año, dos meses más tarde, como mucho, ya estarías diciendo que no te importa morir antes.

---

1. El título del documental original es *Eat, Fast and Live Longer*. La palabra *Fast* también significa «rápido» en inglés. De ahí la momentánea confusión a la que se refiere el autor. *(N. de la T.)*

Por el contrario, en la consulta ha dado muy buenos resultados la práctica de «un único día de cura», en el que el paciente ejercita una masticación exagerada de la comida por la mañana y al mediodía. Al poner en práctica esta técnica se reduce la ingesta de alimentos de forma drástica y, al mismo tiempo, se experimenta también una sensación de saciedad. Tras la comida del mediodía es importante dejar descansar el intestino hasta la mañana siguiente. El día que decidamos hacerlo tendremos que entrenar la masticación necesariamente, pues, a la larga, la técnica se integra y uno mastica bien sin pensar, cosa que beneficiará al aparato gastrointestinal.

Fijar una fecha y mantener el compromiso es primordial. Es conveniente que no haya variaciones y que la cita esté marcada en el calendario. No dejes el asunto en manos del azar, porque siempre hay miles de razones para posponer el día fijado.

Para muchas personas, el lunes es la jornada de cura perfecta para reponerse del fin de semana, aunque también es recomendable el domingo. Uno desayuna un poco más tarde, pospone el almuerzo y entonces ya no le resulta difícil saltarse una cena sólida. Está demostrado que ese día va muy bien tomar una pequeña dosis de sales de Epsom por la mañana en ayunas para mejorar los movimientos peristálticos intestinales y realizar una ligera purga.

¿Y mi peso?

El objetivo fundamental que pretendemos lograr con este plan de revitalización física es regenerar el intestino y eliminar toxinas. En una dieta hipocalórica como esta, de no más de 500 kilocalorías diarias, perderás peso y, al aplicarte concienzudamente en la masticación, no pasarás hambre. Al margen de tu masa muscular y de la energía adicional que quemes en las actividades deportivas, en 10 días, esto supone una pérdida de entre 1,5 hasta 4 kilos de grasa.

Mientras tengas reservas adiposas, el organismo extraerá su energía de esta fuente. Solo cuando estas se hayan agotado, recurrirá a la energía de las proteínas y, por lo tanto, la musculatura se debilitaría, y también el resto del organismo. Aunque, evidentemente, no debes llegar hasta este extremo. Si en estos diez días practicas menos deporte que de costumbre, perderás musculatura; en cambio, los músculos se desarrollarán cuanto más la ejercites, tal como ocurre en circunstancias normales.

Durante esta semana y media, conviene que la dieta sea baja en sal; así, a lo largo de los primeros días perderás el agua que se acumula en el organismo. La sal aglutina el agua en los tejidos corporales; la retiene, por así decirlo. Si te gustan los alimentos muy sabrosos, como el embutido y las salsas saladas, a la pérdida de grasa puede ser que se sumen otros cuatro litros de agua. Esto supondría eliminar entre 1,5 y 8 kilos.

Si apenas transcurridos estos diez días condimentas las comidas con excesiva sal, tus tejidos recuperarán enseguida estos cuatro litros de agua, de forma que, apenas sin darte cuenta, volverás a adoptar los antiguos hábitos y al cabo de pocas semanas pesarás igual que antes.

Tu peso es un fiel reflejo de cuánto, cuándo y qué comes, así como un indicador de cuánto deporte prácticas. Muchas personas que hacen una dieta tras otra no cambian ni un solo hábito a largo plazo y luego se sorprenden de no perder peso, o incluso de haber acumulado algunos kilos de más. Todo el mundo ha oído hablar del llamado efecto yoyó asociado a algunas de estas dietas. Sobra decir que es inútil adelgazar cuando los hábitos alimenticios no se modifican a fondo. Durante un régimen de adelgazamiento, el organismo lanza el siguiente mensaje: «Socorro, me muero de hambre», y a continuación la actividad metabólica baja de inmediato. Sin embargo, en el momento en que empieces a comer como antes, el cuerpo almacenará todo cuanto le eches.

Pero volvamos a nuestro plan curativo: imagina que estás al principio y al final, y que te subes a la báscula cada día, por la mañana, en ayunas y después de vaciar el intestino en el baño. Sin embargo, pesarse cada día no tiene sentido, solo te servirá para darle vueltas a la cabeza. Piensa que bebes mucho y que, por lo tanto, es normal acumular líquidos en el organismo. Tampoco te extrañes si tienes algún kilo de más aunque comas poco. Seguramente será porque el agua que has bebido aún no ha pasado por la vejiga para ser excretada. Pesarse cada día no es nada gratificante, desde luego.

He aquí una situación muy común de la vida cotidiana: tenías una celebración especial y has disfrutado de una opípara cena fuera de casa. Como te has pasado un poco con la sal para resaltar el sabor de la comida, también has bebido más. La sal ha hecho aumentar la acumulación de agua en los tejidos y ahí seguirá. Por la mañana, te subes a la báscula con el intestino vacío y observas que pesas dos kilos más que hace 24 horas. ¡El día no podía empezar mejor! Afortunadamente, buena parte de ese peso es solo agua. Además, considerando que un kilogramo de grasa equivale a unas 8.000 calorías, significaría que habrías acumulado 16.000 kilocalorías de más de una sentada, una cantidad equivalente a unos cinco kilos de buey más ocho de patatas y zanahorias. ¡Es casi impensable que uno pueda zamparse semejante montaña de comida por la noche!

Solo se pierde peso de forma efectiva y a largo plazo según lo que comas, cómo y en qué momento de la jornada. Los factores que influyen son:

1. El azúcar (y no nos referimos al trozo de chocolate de postre).
2. Los cereales, sobre todo el pan y la pasta.
3. Los tentempiés.
4. Tomar la comida principal en la cena.
5. Masticar.

Por tanto, evita las bebidas procesadas (contienen inmensas cantidades de azúcar) y come menos pan y otros productos a base de cereales. Si masticas bien, serás más moderado con la comida y la sensación de saciedad perdurará. Procura no picar entre horas y cena poco. Así te mantendrás en tu peso normal.

En todas las revistas bienintencionadas hablan sin descanso de los beneficios del deporte moderado, porque entrena la musculatura y favorece la circulación. Y es cierto, pero, a menos que se modifiquen los hábitos alimentarios, a la larga, el deporte solo no sirve para perder peso.

Tampoco te ayudará a adelgazar comerte una porción de tarta como recompensa por haber entrenado bien. Es evidente que si haces mucho ejercicio conseguirás resultados a corto plazo. Aunque es poco probable que trabajes la musculatura varias veces a la semana en las próximas décadas y, en consecuencia, será difícil que un plan de entrenamiento físico te ayude a controlar el peso.

Si no cambias tus hábitos alimentarios, volverás a pesar unos kilos más en la báscula. Y, para aliviar tu decepción, alimentarás tu frustración con otro trozo de tarta. Así se genera el círculo vicioso responsable de tu mal humor y de que engordes.

Consejos y sugerencias brevemente resumidos

Análisis médicos previos si padeces alguna enfermedad:

- Prueba del aliento para detectar las intolerancias de fructosa y lactosa
- Control de los índices de diamino oxidasa e histamina en la sangre
- Prueba de celiaquía
- Prueba para detectar la zonulina en la sangre o las heces
- Prueba para detectar el piruvato quinasa M2 en la sangre y las heces
- Ecografía de la cavidad abdominal
- Colonoscopia

En caso de que las pruebas arrojen resultados positivos, el plan de cura deberá realizarse bajo estricto seguimiento médico.

Mientras realices el plan curativo tendrás que evitar:

- El tabaco
- El alcohol
- El café
- El azúcar

Durante la semana de preparación:

- Deja los cigarrillos, el alcohol, el café y el azúcar
- Empieza a ejercitar la masticación; notarás que te sacias antes
- Toma la sal de Epsom por la mañana (1 cucharada rasa de postre disuelta en agua caliente)
- Toma los polvos alcalinos por la mañana y al mediodía (1 cucharada de postre ligeramente colmada y disuelta en agua)
- Toma una cena muy frugal o no cenes

Gracias a esta semana de aclimatación, el plan curativo te resultará más llevadero.

Los imprescindibles del plan:

- Amigos comprensivos
- 30 minutos para cada comida
- Sal de Epsom
- Polvos alcalinos
- Ejercitar la masticación para saciarte antes y el estómago tenga menos trabajo
- Virutas de coco
- Coco
  - Almendras, nueces, anacardos
  - Pan o panecillos de harina de espelta
  - Pan seco sin gluten
- Alimentos aptos
  - Leche de almendras, nueces, avellana, nueces de macadamia...
  - Leche de soja
  - Yogur (de soja, leche de vaca, cabra u oveja)
  - Leche de tu gusto
  - Zumos vegetales caseros rojo y verde
  - Zumo o caldo a base de hortalizas de raíz

Alimentos que puedes incorporar la semana posterior:

- Plátano, papaya, arándanos, aguacate
- Papilla de avena o mijo
- Verduras y hortalizas que no produzcan gases
- Arroz
- Pescado, aves

Recomendaciones para la cesta de la compra:

- compra los frutos secos sin sal y también las verduras en una tienda de productos biológicos
- las virutas de coco «Flores Farm» tienen un sabor inmejorable
- el pan sin gluten de «www.mein-gesundes-brot.de» está tostado y se mastica muy bien
- opta por el pan o panecillos blancos de espelta preferiblemente (integral, no)
- elige siempre «leche cruda»
- hace años que empleamos los polvos alcalinos: Aria bas® de «www.ariashop.de»
- la sal de Epsom: Aria bis® también de «www.ariashop.de»

Recetas fáciles que puedes preparar tú mismo:

- **Leche de almendras**
  - 1 taza de almendras peladas (u otros frutos secos como avellanas o nueces)
  - 1/3 de litro de agua
  - 1/3 litro de agua de coco
  - 1-2 dátiles sin hueso

Deja las almendras en remojo por la noche, y al día siguiente, una vez escurridas, las pasas por la batidora con los dátiles y un poco de agua. Luego añades el agua restante y el agua de coco, y vuelves a batir la mezcla. Cuela la leche de almendras con una gasa o un tamiz tupido (por ejemplo el de la marca Teeli®). Agita antes de servir.
La leche de almendras se mantiene entre 4 y 5 días en la nevera.

- **Zumo de frutas rojo (para el desayuno)**
  - 1/2 plátano de cultivo orgánico de tamaño mediano (unos 50 g)
  - 1 puñado de arándanos de cultivo orgánico (unos 50 g)
  - 1/2 cucharada de postre de mantequilla de almendras (unos 4 g)
  - 150 ml de agua de coco

(3 g de fructosa suponen unas 100 Kcal) Pasa todos los ingredientes por la batidora y ¡listo!

- **Zumo verde de hierbas silvestres y frutas (para el almuerzo)**
  - 1 puñado de hierbas silvestres variadas (diente de león
  - *Bellis perennis*, trébol, ortiga, u otras que estén de temporada)
  - 1 puñado de espinacas o de hojas de remolacha roja (unos 25 g)
  - medio aguacate (unos 25 g)
  - medio plátano (unos 25 g)
  - 150 ml de agua de coco aproximadamente, según la consistencia deseada
  - una pizca de sal y pimienta

Pasa todos los ingredientes por la batidora y ¡listo!

- **Caldo de verduras**
  - 700 gr de tubérculos frescos (apio, raíz de perejil, zanahoria, hinojo, chirivía)
  - 1 manojo de perejil
  - 1 cucharadita de pimienta en grano
  - 1 puñado de hierbas silvestres variadas (diente de león, *Bellis perennis*, trébol, ortiga, u otras que estén de temporada)
  - 2 litros de agua

Corta todos los ingredientes en trocitos y deja que hiervan a fuego lento durante 30 minutos. Después, los pasas por el escurridor y, finalmente, por un tamiz. Condimenta el caldo a tu gusto con hierbas aromáticas de cultivo biológico (sin glutamato ni potenciadores del sabor).

Come alimentos digestivos idóneos para ti y tus intestinos

Una alimentación sana y natural es fundamental para conservar y disfrutar de un buen estado de salud. Si no se cumple esta premisa, el organismo no será capaz de curarse a sí mismo.

Es difícil encontrar otro campo médico con opiniones tan encontradas acerca de lo que debe ser una dieta saludable, por la sencilla razón de que hay más de una vía para alimentarse de forma sana. El ser humano posee una gran capacidad de adaptación y podría dar testimonio de sus habilidades para sobrevivir en las condiciones más extremas durante miles de años, siempre y cuando se cumplan ciertas condiciones básicas.

Será esencial consumir productos alimenticios digestivos de calidad y mostrar una actitud de moderación ante la comida. La desmesura es fuente de numerosas enfermedades. Cuando le preguntaron al centenario japonés Jiroemon Kimura cuál era el secreto para gozar de salud y una vida larga, su respuesta fue: «Comer con moderación». Vivió casi 117 años. La falta de moderación y la mala digestión van de la mano, tal como se huele en el baño y se lee en nuestras deposiciones.

Pero, en especial, debemos procurar no caer en el error de creer que basta con aportar alimentos saludables al organismo para estar sanos. El encargado de degradar cuanto ingerimos en sus más diminutos componentes es el intestino, solo así el organismo puede ser abastecido de nutrientes. Así pues, poco importará que la alimentación sea sana si el aparato digestivo no funciona bien. Si el tracto digestivo está fatigado y débil, deberá ser fortalecido con la ayuda de un plan revitalizador; de lo contrario, quizá ni siquiera sea capaz de obtener energía, por muy buena que sea la calidad de los alimentos.

¿Qué posibilidades tenemos de elegir productos alimenticios idóneos?

Si recordamos el patrón alimenticio por el que el ser humano se ha regido durante los últimos miles de años, será relativamente fácil seleccionar los más convenientes.

Imagina un acuario con peces acostumbrados a una dieta muy específica. Cabe esperar que, si los alimentas con cualquier producto de la cocina, al día siguiente encontrarás a casi todos flotando sin vida en la superficie del agua.

Evidentemente, no somos peces, sino omnívoros; pero, sea como sea, en los últimos cincuenta años nuestra alimentación y nuestro comportamiento en relación con la comida han experimentado más cambios que en el último milenio. Si pensamos en la frecuencia con que aparecen algunas enfermedades metabólicas, como la gota y la diabetes, o en las afecciones cardiovasculares, que empiezan con la hipertensión y conducen al ictus cerebral y al infarto de miocardio, así como en los diferentes tipos de cáncer condicionados por la alimentación, debemos reconocer que algo va mal.

Pero ¿cuál es el origen del drástico giro que ha experimentado nuestra alimentación? Las cifras hablan por sí solas: comemos diez veces más carne y azúcar que hace cien años, sin contar con las montañas de productos lácteos, que apenas consumíamos hace 150 años. De hecho, una gran parte de los alimentos son modificados hasta tal extremo durante su procesamiento industrial que el intestino no consigue ya reconocer el patrón de antaño.

Abastecemos nuestro intestino de forma excesiva y continua; hacemos caso omiso del ritmo que marca nuestro segundo cerebro. Comemos demasiado rápido, demasiado a menudo y a deshoras. Todas las culturas han acuñado expresiones que aluden a los horarios idóneos para las comidas: «Desayuna como un rey, come como un príncipe y cena como un mendigo». En Rusia se dice: «Toma tu desayuno solo, comparte el almuerzo con un amigo y cede la cena a tu enemigo». Y los españoles son aún más tremendistas cuando dicen: «De grandes cenas están las tumbas llenas».

Equiparamos con gran ligereza una piel bronceada por el sol con la buena salud y la alimentación que prevalece hoy en el espacio mediterráneo con la dieta mediterránea, una de las más saludables, tal como han constatado innumerables estudios. No obstante, olvidamos que en estos países ya no se saborea la comida propiamente mediterránea desde hace al menos sesenta años. Y, en cuanto a las enfermedades cardiovasculares y el cáncer, allí el panorama es tan aciago como en los territorios de habla alemana o incluso peor. A este respecto, las cenas pesadas bien entrada la noche solo son una parte del problema.

Por tanto, es absolutamente indispensable recobrar el ritmo natural e idóneo en nuestras comidas, a base de alimentos adecuados y en su justa cantidad.

El surtido siempre debe estar supeditado a las capacidades de tu aparato digestivo. Nadie puede afirmar cómo debe ser tu dieta porque cada persona es distinta y, además, no pueden obviarse las preferencias y las costumbres de cada cual.

Tal vez ya estés harto de un sinfín de regímenes pensados para todo el mundo, cosa que, de entrada, es una equivocación. Se recomiendan de dos tipos.

Los primeros están orientados a perder peso y nada más. Se siguen durante cierto espacio de tiempo y, más adelante, si uno vuelve a las andadas, sucederá lo de siempre. En el supuesto de que pretendas hacer esta clase de regímenes toda tu vida, en algún momento te desanimarás; es más, si los repites con excesiva asiduidad no serán buenos para tu salud. Una dieta alimenticia sana que favorezca una buena digestión dista mucho de ser un régimen para toda la vida.

Los segundos se fundamentan en orientaciones muy estrictas que no son adecuadas para cualquiera. Un ejemplo sería la dieta integral de Max Otto Bruker, un médico alemán que dio a conocer con mucho acierto los beneficios de los alimentos no refinados, ricos en sustancias vitales. Sin embargo, no todos los intestinos pueden digerir productos de esta naturaleza. Un intestino perezoso quizá se beneficie de ellos una temporada, dado que la irritación generará procesos bacterianos con gases y la digestión se acortará. Pero suele ser inútil azuzar a un burro cansado para que avance ni por un prado siquiera.

Si quieres mi consejo, come aquello que digieras con facilidad. Para hacer una buena digestión es fundamental masticar bien y, por supuesto ¡comer con mesura! Olvídate de picar entre horas y, si estás cansado, procura comer poco. Tu alimentación diaria debe tener una base sana, aunque te saltes las normas de vez en cuando; al fin y al cabo, somos humanos.

A continuación hablaré de varios productos alimenticios y explicaré en qué medida son saludables y digestivos, y cómo disfrutar de ellos con moderación.

El alcohol

En muchas culturas, las bebidas alcohólicas se consumen todos los días como otro alimento cualquiera. El ser humano descubrió el efecto embriagador de la fruta y los cereales hace miles de años. De hecho, después del café y el agua, las bebidas alcohólicas ocupan el tercer lugar en relación con el consumo de bebidas.

En general se suelen minimizar los riesgos que entraña para la salud y la mayoría de la gente desconoce los efectos que produce en el aparato digestivo. Es bien sabido que puede causar adicción, pero no por ello las personas cambian de actitud ante su consumo. Según las estimaciones, en los países de lengua alemana hay unos tres millones de alcohólicos que requieren tratamiento.

Si bien una pequeña cantidad de alcohol al día puede reducir levemente el riesgo de sufrir un ataque al corazón, tomar en exceso y con frecuencia provoca arritmia cardíaca. Muy pocas personas saben que cuando se bebe en abundancia aumenta el riesgo de padecer algunas de las numerosas enfermedades malignas del aparato digestivo. Cuanto más cerca de donde se ingiere, más riesgos se corren. El cáncer bucal o de faringe, laringe y esófago, respectivamente, son tan habituales como el de hígado y colon.

El alcohol no es cancerígeno en sí, pero es responsable de que las células sean más vulnerables ante un agente carcinógeno; irrita la mucosa porque sus residuos actúan como un veneno.

Es absorbido en el estómago y el intestino delgado, donde se degrada parcialmente debido al efecto de una enzima, la alcohol deshidrogenasa, antes de que el proceso prosiga en el hígado. Y así se convierte en acetaldehído, que es aún más tóxico.

Muchas lesiones orgánicas derivadas del abuso crónico del alcohol se explican por el deterioro de la mucosa del intestino delgado, que, al volverse más permeable, deja pasar nutrientes poco degradados, y eso desencadena una reacción inmunológica. Cuando ha sido dañado, el intestino delgado propicia el desarrollo de bacterias que están fuera de lugar. La inflamación crónica de la glándula biliar y la fibrosis del hígado, conocida como cirrosis hepática —que cada año causa la muerte de unas 15.000 personas solo en Alemania—, suelen ser consecuencia directa del excesivo consumo de alcohol.

Las personas que se convierten en adictas y no se rehabilitan están a merced de numerosos agentes impredecibles. La influencia del medio ambiente, los patrones de conducta y el nivel de tolerancia individual serán factores de primera importancia que determinarán el curso de los acontecimientos. Una copa de vino puede ser tan perjudicial para una persona como una botella entera para otra. Esto explica por qué, desde el punto de vista médico, es poco representativo calificar de inocua o saludable una cantidad determinada de alcohol, así como estipular una cantidad idónea válida para todo el mundo.

Si tomas bebidas alcohólicas con regularidad y padeces trastornos digestivos de cualquier clase, sería oportuno prescindir de su consumo durante una temporada para observar si los problemas se mitigan o desaparecen.

La fibra

La fibra no se digiere debido a su alto contenido en celulosa, y eso es estupendo. Cuando llega al intestino grueso se hincha, cosa que estimula los movimientos peristálticos, y a consecuencia de ello la digestión se acorta, y disminuye también la posibilidad de que las bacterias perniciosas produzcan toxinas. Además, incluso suponiendo que se originen, serán absorbidas por la fibra, lo que reduce a su vez el riesgo de contraer cáncer intestinal.

Las hortalizas y la fruta contienen fibra en abundancia. Es primordial que estos alimentos lleguen frescos al plato, porque, además, poseen importantes sustancias vitales como vitaminas, minerales y oligoelementos. Sin embargo, su contenido disminuye debido a un exceso de horas de transporte o de una exposición prolongada a temperatura ambiente. De ahí la conveniencia de que procedan de la zona donde uno vive. Si echas de menos cierta variedad, puedes recurrir a los productos congelados de cultivo biológico.

No hay límite de cantidad en cuanto al consumo de hortalizas, con la excepción de las legumbres, y sin contar tu propia sensación de saciedad. Pero en lo que atañe a la fruta es distinto. De entrada, siempre ha sido un alimento complementario de la dieta humana. Contiene una alta proporción de fructosa, cuya absorción es restringida y no resulta beneficiosa para el organismo. De hecho, la fruta solo es saludable en pequeñas cantidades. El mejor indicador son las flatulencias. En caso afirmativo, significa que has comido de más. Aunque sea poca, la fruta estimula la producción de gases por la noche, de ahí que sea más conveniente dejarla para el desayuno.

El pan

El éxito de ventas del libro *Sin trigo, gracias* del doctor William Davis, donde expone por qué el trigo engorda y enferma, y también el libro *Cerebro de pan*, en el que los autores David Perlmutter y Kristin Loberg demuestran cómo el trigo destruye el cerebro sin que apenas nos demos cuenta, han desatado nuestros temores. Si hoy vas a una panadería, quizá te percates de que algunos transeúntes desvían la vista como hacen los veganos al pasar por delante de una carnicería.

El pan se ha convertido en un auténtico veneno. En los países de habla alemana su consumo se ha reducido a la mitad en los últimos cien años, y otro dato: en la Edad Media se consumía cinco veces más que en la actualidad. Por tanto, las causas de las enfermedades de nuestra civilización no se deben buscar en la cantidad de pan que comemos, sino en su calidad. Como ya hemos mencionado, el trigo suscita desconfianza, si bien se puede comprar pan elaborado con otros muchos cereales.

Sin embargo, hay una razón contundente para prescindir por completo del pan: la celiaquía, una enfermedad que se declara cuando se inflama la mucosa intestinal debido a la intolerancia al gluten. Aunque no hace falta ser celíaco para que el gluten cause problemas en un intestino ya debilitado. Otras razones para dejar temporalmente de comer pan son las molestias digestivas sin explicación y las afecciones dermatológicas, así como todas las enfermedades autoinmunes. En todos estos casos será de ayuda evitar su consumo para observar si desaparecen los síntomas.

A los motivos anteriormente citados cabe sumar otro para no comer más de una rebanada al día: cuando te propones adelgazar, ya que el pan posee un valor calórico relativamente alto, esto es, bastantes calorías.

Prescindir del pan a largo plazo no hace ninguna gracia; en realidad, le gusta a todo el mundo. ¿Por qué no acostumbrarse entonces a consumir este alimento de una forma equilibrada? Si haces bien la digestión, no tienes gases continuamente y te gusta el pan de espelta integral, puedes seguir comiendo. Ahora bien, si tu ciclo digestivo se ha vuelto un poco lento, como les sucede a casi todas las personas del mundo occidental, es preferible optar por el pan de espelta blanco.

Además, para conservar la salud no necesitamos comer pan, por eso no hay que preocuparse. Actualmente su consumo suele ser problemático, tanto por sus calorías como porque el exceso de gluten puede ser perjudicial. El pan llegó a nuestra dieta hace apenas 10.000 años y no ha pasado tanto tiempo desde entonces, así que no te hará daño comer un poco menos.

Las proteínas

Son esenciales, no solo para la musculatura sino también para un número interminable de sustancias que controlan nuestro metabolismo, como las hormonas y las enzimas.

Las plantas contienen una gran cantidad de proteínas. ¡Las algas se componen de un 65% de proteínas! Las legumbres, los frutos secos y los productos de soja contienen tanta cantidad como la carne, el pescado o los huevos. También la espelta, la avena, el mijo o la quinoa poseen un alto contenido proteico, e incluso las verduras poseen entre un cinco y un diez por ciento. Sabrás cuándo has ingerido la cantidad adecuada porque aportan sensación de saciedad. No hay estudios que justifiquen refrenar el consumo de proteínas vegetales.

En cambio, no se puede decir lo mismo de las de origen animal. En los ensayos con animales se logró demostrar que la elevada presencia de caseína —una proteína de los productos lácteos— favorece el crecimiento de tumores. Actualmente, muchas personas basan su alimentación en un ingente consumo de proteínas de origen animal. También sabemos que las proteínas animales elevan el factor de crecimiento insulínico tipo 1 (IGF 1), y que esta circunstancia favorece el riesgo de contraer cáncer o cualquier enfermedad cardiovascular. Atención al dato: hoy se ingiere una cantidad de carne y productos lácteos diez veces superior a la que se consumía hace cien años.

El problema no es la carne o el queso en sí, sino la cantidad. Comer carne, pescado o queso entre uno y dos días a la semana es suficiente para cubrir nuestras necesidades orgánicas. Puedes sustituir la leche por una bebida de almendras o nueces y el yogur de procedencia animal por el de soja. Si ingieres carne o pescado en el almuerzo, procura evitar el queso, el embutido, el yogur y la leche durante el resto del día.

Las grasas

¡No hay por qué rehuir de las buenas grasas y aceites! También las hay de origen animal o vegetal, aunque es preferible elegir estas últimas. Las grasas aportan energía, aíslan contra el frío, disuelven las vitaminas y protegen los órganos internos, el sistema nervioso y cada una de nuestras células, y además engolosinan nuestras papilas gustativas en forma de aromatizante.

Seguramente estés pensando que engordan, pero no es verdad. Durante décadas se ha afirmado que las grasas engordan y que eran las responsables de muchos males. Las afecciones cardiovasculares y las patologías tumorales, es decir, buena parte de las enfermedades de la civilización moderna, se atribuyeron al consumo de grasas. Sin embargo, ningún estudio ha corroborado semejante afirmación. La única razón por la que no podemos ni queremos consumir excesivas grasas es porque sacian.

Gracias a los medicastros del peso ideal que un buen día aconsejaron reducir las grasas y sustituirlas por hidratos de carbono, muchas personas empezaron a engordar de verdad. Como son digeridas a través de los jugos biliares, fluyen con mayor intensidad, lo que dificulta la formación de cálculos biliares.

Se componen de ácidos grasos. Algunos son generados por nuestro organismo; sin embargo, otros deberán ser absorbidos con la alimentación, de ahí que se denominen ácidos grasos esenciales. Entre otras cosas son componentes básicos de la membrana celular, y su presencia también es crucial para preservar importantes funciones cerebrales, además de mejorar la respuesta inmunológica.

Entre los ácidos grasos tan necesarios para nuestro organismo, los Omega-3, pertenecientes a los poliinsaturados, son muy beneficiosos y auténticos reconstituyentes neuronales. Se encuentran sobre todo en los aceites de lino, las nueces u otros frutos secos similares, y también en el aceite de mostaza y de colza. El aceite de lino tiene una composición de ácidos grasos tan buena que nos convendría tomar dos cucharadas todos los días. Ahora bien, no debe ingerirse solo, porque el estómago se cerrará, cosa que dificultará la digestión del bolo alimenticio. Añade el aceite de lino al *muesli* del desayuno o a las verduras; tiene un sabor suave. Y una última apreciación: no calientes ninguno de estos aceites.

Por lo demás, siempre puedes recurrir al aceite de oliva, un componente esencial de la beneficiosa dieta mediterránea. Aunque no contiene ninguno de los llamados ácidos grasos poliinsaturados, es muy saludable y es muy apropiado para cocinar, pero no para freír, porque no debe calentarse en exceso.

El pescado

Este alimento forma parte de la dieta de los seres humanos desde hace una eternidad. Ante todo, previene la calcificación de las arterias. Las personas que comen pescado con regularidad son menos propensas a padecer infarto de miocardio o ictus cerebral. Según los conocimientos actuales, sería aconsejable comer pescado dos veces a la semana.

No obstante, conviene evitar los pescados de criadero por la alta cantidad de antibióticos y hormonas que contienen. El alimento ingerido siempre es un determinante de calidad, no solo en el caso de las personas, y con excesiva frecuencia los peces acumulan el lastre de sustancias perjudiciales o incluso de metales pesados.

¿Qué es mejor, un pez graso marino o una trucha de río?

En el año 1970, los investigadores daneses Bang y Dyerberg oyeron que las enfermedades cardiovasculares eran muy poco corrientes entre los esquimales y comenzaron a investigar su alimentación, que consistía fundamentalmente en carne grasa de ballena y foca. Las verduras y la fruta no figuraban en su dieta a causa del clima. Por eso concluyeron que debía de ser por la grasa. Pero en realidad no tuvieron en cuenta la frecuencia real de casos; de lo contrario, se habrían percatado de que padecen una tasa de enfermedad cardiovascular tan elevada como la civilización occidental y de que el promedio de esperanza de vida de los esquimales se sitúa diez años por debajo del nuestro.

Con todo, los estudios de estos dos investigadores propiciaron el auge de las cápsulas de aceite de pescado Omega-3, a pesar de que enseguida quedó claro que no se podía sustituir. De hecho, en todos estos años en que se ha recomendado su consumo aún no se ha comprobado que en realidad ejerza un efecto beneficioso sobre los vasos sanguíneos.

Esto debería servir para dejar claro que solo es verdaderamente saludable el alimento en sí, a cuya ingesta nos hemos acostumbrado a lo largo de miles de años, y no recurrir a los extractos.

Es muy poco frecuente que el pescado perjudique el sistema digestivo, a menos que se te clave una espina en la garganta, claro. Aunque, bien mirado, las personas que mastican bien la comida no tienen por qué pasar ese mal trago.

La carne

Hace unos cien años el consumo de carne era de unos ocho kilos por persona al año, mientras que hoy día oscila entre 60 y 70 kilos en el mismo período. Las causas de esta sensible variación de cifras obedecen a los numerosos escándalos de la industria cárnica, como la cría de cerdos con aguas residuales, la aparición de la enfermedad de las vacas locas, el de la carne caducada, el de la carne de caballo y otros semejantes. Sin embargo, en cuanto baja la cobertura mediática de estos casos, el consumo de carne vuelve a aumentar.

¿Cuánta carne consumes? Cuanta más carne roja consumas, más elevado será el riesgo de contraer cáncer intestinal y más posibilidades tendrás de padecer una enfermedad cardiovascular. No se sabe a ciencia cierta por qué la carne roja es la responsable más frecuente de las enfermedades intestinales malignas. Sin embargo, se ha constatado que contiene una gran cantidad de L-carnitina, un enlace químico de gran importancia para nuestro metabolismo celular. Si esta sustancia no se digiere, será sintetizada por las bacterias en nuestro intestino y en este proceso se generará trimetilamina, un gas tóxico con efecto cancerígeno que participa también en la aparición de la arteriosclerosis.

La carne roja se digiere con más dificultad que la blanca, por lo que se debería masticar con más insistencia aún. La estructura fibrosa de esta última facilita la acción de los ácidos gástricos. Por lo tanto, no es la carne como tal la responsable de que uno enferme, sino, sobre todo, una masticación deficiente.

Las enfermedades malignas se originan casi exclusivamente en los dos segmentos del intestino grueso que coinciden con los intervalos de paso más largos. Sin embargo, podría ser de otra manera. De hecho, si la carne roja llegara al estómago bien desmenuzada, después de pasar por el intestino delgado no quedaría nada que pudiera lesionar la pared intestinal.

La calidad de la carne es de primera importancia, no solo por una cuestión de salud, sino por el gusto. Como a estos animales se les administran tratamientos antibióticos de forma habitual, acumulan en sus tejidos reservas de medicamentos, así que más adelante aparecerán gérmenes resistentes a sus efectos. Asimismo, la calidad de su sabor también depende, en amplia medida, de la alimentación que reciben.

Por eso el consumo de carne debe acogerse a estas normas: solo consumiremos carne de buena calidad (con el certificado de producto biológico), se masticará bien y la consumiremos con moderación, solo dos veces a la semana.

La fruta

«Si comes una manzana al día, no tendrás que ir al médico», dice un refrán inglés. Pero ¿por qué precisamente es esta fruta y no otra la que evita la visita del médico? Pues, sencillamente, porque durante mucho tiempo la manzana era la única que se podía almacenar. Así que, desde el punto de vista de la salud, siempre ha sido la mejor considerada. La fruta reduce el riesgo de contraer enfermedades cancerígenas y cardiovasculares cuando se ingiere al menos entre tres y cinco veces a la semana.

No creo que haya otra fruta que goce de tan buena prensa y de la que se diga que cuantas más, mejor. Pero no es así en absoluto.

Estos alimentos contienen mucha fructosa, el azúcar de la fruta, y su consumo debe ser muy moderado, pues de lo contrario favorecerá procesos de fermentación perjudiciales para el intestino grueso. Por eso, una pieza de fruta madura al día es suficiente.

No obstante, para más de un intestino perezoso, hasta una manzana puede ser demasiado. Te darás cuenta por la exagerada producción de gases que sufres. En estas circunstancias, será más oportuno tomar solo media pieza de fruta hasta que tu digestión mejore con el plan de acondicionamiento intestinal y puedas comer una porción más abundante.

Las bebidas

Como ya he mencionado, es muy difícil determinar cuánto hay que beber. Dependerá de tu actividad física y del agua que pierdes a través de la piel, los pulmones, los riñones y las heces, así como también de la cantidad que absorbes con la alimentación. Observa el color de la orina: si es casi transparente con un ligero matiz amarillento, todo va bien.

Las bebidas idóneas son el agua y el té sin azúcar, que se tomarán entre horas, no durante las comidas. Evita los zumos y bebidas de frutas de procesado industrial, ya que poseen un alto contenido en fructosa y azúcar. Hacer una excepción de vez en cuando no perjudicará tu salud.

Por otro lado, piensa siempre que para hacer una buena digestión es fundamental tener en el cuerpo el líquido suficiente.

Las especias

No escatimes con las especias; además, así serás más parco con la sal. Casi todas favorecen la digestión y los procesos metabólicos. Estimulan el ciclo digestivo, especialmente el anís, la artemisa, la ajedrea, el chile, la cúrcuma, el estragón, las ñoras, el jengibre, el cardamomo, el cilantro, el comino, el levístico, el laurel, la mejorana, la nuez moscada, el orégano, el perejil, la pimienta, la menta, el romero, el azafrán, el cebollino, la mostaza y la canela.

Por el contrario, el hinojo, el cálamo aromático, la lavanda y la salvia tienen un efecto calmante.

Los batidos vegetales y de frutas

Es verdad que vuelven a estar de moda, pero además son una buena opción para enriquecer la alimentación de cada día. Como su nombre indica, se trata sencillamente de verduras y frutas del tiempo pasadas por la batidora hasta conseguir un puré. Se les suele añadir plátano y aguacate para mejorar la consistencia y darles más buen sabor.

En esta época en que nos hemos vuelto perezosos para masticar, la batidora nos ahorra la afanosa tarea de desmenuzar las hojas verdes. Sin embargo, este aparato no produce la saliva que necesitamos para hacer una buena digestión. Y no es la única de sus flaquezas.

La persona que bebe estos zumos en exceso en detrimento de los alimentos sólidos está perjudicando sus dientes, entre otras cosas. La naturaleza ha concebido el maravilloso mecanismo de la masticación para preservar nuestra salud dental. Además, este proceso se encarga de gestionar la sensación de saciedad y el flujo de saliva.

Como otras especialidades dietéticas sin productos animales, estos zumos carecen de las vitaminas del grupo B. Aunque los monos se alimentan casi siempre de hojas, también es verdad que no tienen ningún problema en comerse sus excrementos para recargar sus reservas de vitamina B.

Estos batidos en particular deberían ser a base de hortalizas de hojas verdes. Evita la fruta con alto contenido en fructosa, como las manzanas y las peras. No te extralimites con la cantidad: 150 gramos son suficientes. Come unos frutos secos para acompañarlos, así producirás la saliva necesaria.

El café y el té

No voy a descalificarlos, ni a uno ni a otro, mientras no se les añada azúcar. El café es la bebida estimulante más apreciada en los países de habla alemana. Con un consumo anual superior a los 150 litros por persona, supera al agua, las limonadas y también las bebidas alcohólicas. En comparación con estas cifras, el té negro y el verde ocupan un rango más bien secundario, dado que apenas se beben 30 litros al año.

La acción estimulante de ambas bebidas se debe a la cafeína, que además actúa sobre nuestro sistema circulatorio. Entre una y dos horas después de tomar un delicioso café, las personas que padecen hipotensión se benefician de sus efectos, ya que sube la presión arterial. No te preocupes si tienes la tensión alta, porque la cafeína no suele ser la causa de que se dispare.

Como se ha observado en numerosas ocasiones, también el dolor de cabeza que produce la falta de cafeína puede atribuirse a su acción sobre los vasos sanguíneos. Por causas genéticas, algunas personas no degradan bien la cafeína. En esos casos, una dosificación excesiva podría acarrear un estrechamiento de los vasos sanguíneos y ocasionar infarto de miocardio en el peor de los casos. Ni que decir tiene que este es un argumento de peso para disfrutar de esta sustancia con moderación.

Además de cafeína, el café contiene más de mil componentes químicos, en su mayoría sustancias tostadas y pulverizadas que actúan sobre nuestro sistema digestivo de formas muy distintas, según la variedad y su preparación. En ocasiones, la progresiva distensión de la parte baja del esófago favorece la aparición de ardores.

Estas sustancias tostadas estimulan la producción de secreciones digestivas en el estómago y en el intestino delgado, así como también el flujo de bilis. A su vez, el intestino grueso reaccionará con intensos movimientos peristálticos a la irritación localizada en la parte alta del aparato digestivo, lo que facilitará ir al baño. Muchas personas acogerán este efecto con agrado, pero para aquellas con un sistema digestivo extremadamente sensible es un auténtico horror. Un consumo desmedido de café, con la consiguiente sobrecarga estimulante, puede alterar por completo este efecto antes bienvenido. Y, para ayudar a nuestro proceso digestivo, nos estreñiremos. He aquí un motivo más para moderar su consumo.

La acción antioxidante de los componentes del té verde es muy intensa, e ingerido en grandes cantidades incluso reduce el riesgo de contraer cáncer intestinal. Como no incluye sustancias tostadas, carece de los efectos desfavorables atribuidos al café que ya hemos mencionado.

¡Puedes disfrutar tranquilamente del café o el té! Pero, si en algún momento no toleras bien cualquiera de los dos o ninguno, conviene tomarse un descanso. Cambia de variedad o prepáralo de otra forma.

Los hidratos de carbono

Denominados también sacáridos, son una combinación de azúcar y almidón. Debemos distinguir aquí los monosacáridos, que constan de una sola molécula de glucosa; los disacáridos, compuestos por dos moléculas de glucosa, y los polisacáridos —entre ellos el almidón—, que agrupa alrededor de 200 moléculas de glucosa.

En tanto que nuestro principal proveedor energético, el hidrato de carbono más importante para nosotros es la glucosa, un monosacárido llamado también dextrosa.

Durante décadas, el pan y la pasta fueron señalados por la industria como los alimentos fundamentales para el ser humano por su alto contenido en almidón, y, de la noche a la mañana, estos alimentos se alzaron con los primeros puestos en las pirámides nutricionales que todos conocemos. Dado que muchas personas se han alimentado de pan, pasta y montones de azúcar durante años, el promedio del peso corporal ha empezado a aumentar, se ha generalizado la enfermedad del azúcar y a la industria cada vez le cuesta más encontrar un respaldo médico que avale su producto alimenticio más apreciado.

De todo ello se desprende que los hidratos de carbono han favorecido buena parte de las enfermedades de nuestra civilización. Pero no olvidemos que se debe a las inmensas cantidades que consumimos. Como acabamos de exponer, en los últimos cien años el consumo de pan se ha reducido a la mitad, mientras que el de azúcar se ha multiplicado por diez. De ahí la necesidad de prestar atención al consumo de glucosa.

Si estás insatisfecho por culpa de tu peso, evita el azúcar, no comas más de una rebanada de pan al día y limita la pasta a dos veces por semana.

Ciertos alimentos como el arroz, las patatas, el grano y el maíz son difíciles de digerir si no se mastican bien por su alto contenido en almidón; de hecho, la amilasa, una enzima presente en la saliva, empieza a degradar el almidón ya en la boca. Cuando esto no sucede, llega más almidón sin digerir al intestino grueso, donde las bacterias acometerán su comida con voracidad mientras que la producción bacteriana de gases y toxinas tomará una curva ascendente.

La dieta mediterránea

Es la más saludable y está avalada por casi todos los estudios dedicados a este tema. Esta reflejó los modos alimentarios de los países situados al norte del Mediterráneo hasta mediados del siglo XX, siempre atendiendo a las diferencias culturales específicas de cada país. Sin embargo, a la vista de cómo se alimenta hoy día la mayor parte de la gente de esta zona, ya no tiene nada que ver con la de antes.

En su momento hubo numerosas investigaciones que demostraron que la dieta mediterránea frenaba la aparición de las enfermedades cardiovasculares así como la depresión, el cáncer de mama y el intestinal, la diabetes, el sobrepeso, el asma, la disfunción eréctil y los problemas de concentración.

Evidentemente, enseguida se plantea la pregunta: ¿de qué consta la dieta mediterránea y qué compensaciones tiene? Pues bien, se trata de una sabrosa mezcla de alimentos, principalmente verduras, fruta, frutos secos, pescado y aceite de oliva, con un escaso contenido de carne, productos lácteos y cereales. En muchos casos, la compensación es reducir el consumo de azúcar, carne, cereales y productos lácteos y el poder sentirse saludable gracias a una dieta variada y rica en sabores.

Los productos lácteos

A pesar de que la leche de vaca no está pensada para nosotros, sino para los terneros, ha conseguido hacerse un hueco inamovible en nuestra dieta. Es más, empieza a ser preocupante el espacio que abarca en ella, sobre todo si pensamos que hace relativamente pocos años solo se consumía en pequeñas cantidades y de forma irregular.

Hoy día no es nada del otro mundo tomar leche con el café del desayuno o ponerle yogur a los copos de cereales. Y tomar también pan con queso, por si fuera poco. A esto le agregamos un postre de requesón con fruta y, para merendar, un yogur de fruta, en el que la fruta no se ve por ninguna parte, endulzado con una gran cantidad de azúcar. ¡Es decir, una barbaridad!

La proporción equilibrada sería un yogur sin azúcar con fruta del tiempo, un poco de leche, un tazón de queso fresco o un trozo de queso curado. No deberíamos comer productos lácteos todos los días y, de ser así, solo en pequeñas cantidades.

Piensa que la proteína de la leche puede estar implicada en ciertas enfermedades dermatológicas, sobre todo de carácter inflamatorio, como el acné y la dermatitis eccematosa. Si después de tomar un café con leche sueles tener gases, puedes estar seguro de que formas parte del 30% de personas en todo el país que no digiere la lactosa.

En cuanto a los productos lácteos, procura que sean de animales con ubres pequeñas y, si puede ser, poco procesados. La leche cruda, el yogur biológico, el queso de leche también cruda y tú estáis en el lado bueno.

El muesli

Tomar un desayuno con *muesli* es una costumbre encomiable propia de las personas conscientes de su salud. La oferta es impresionante y tentadora en cualquier tienda. De hecho, el *muesli*, con su amplio surtido, nos brinda la posibilidad de comer de una sentada frutos secos, fruta, semillas e incluso unos copos de cereales; y todo ello nos proporcionará la energía necesaria para empezar bien el día.

No obstante, a las críticas que recibe por el aporte de leche, lamentablemente se suman otros problemas, porque muchas de las variedades del mercado son difíciles de digerir si no se preparan de la forma adecuada. Por un lado, contienen ingredientes que precisan unos minutos de cocción o que exigen cierto tiempo de remojo, como los copos de avena gruesos y la fruta seca. Por otro lado, algunos de sus ingredientes se apelmazan y forman una especie de engrudo cuando se remojan o se cuecen. Si has cocido copos de maíz alguna vez, sabrás a qué me refiero.

Por tanto, mejor será elegir una variedad de *muesli* que no requiera ni cocción ni remojo. Con todo, deberás disponer de unos 45 minutos en el desayuno para desmenuzar con los molares estos alimentos difíciles de digerir. Así, el *muesli* no representará ningún problema para tu digestión.

Como alternativa a esta especialidad, los ingleses adoran los copos de avena cocidos, el *porridge*. Se trata de una variante del *muesli* muy digestiva que se prepara con un poco de leche o zumo de fruta, se come caliente y se puede refinar con numerosos ingredientes. Puedes agregar manzana y pasas de Corinto durante la cocción, así como otros ingredientes cuando esta haya finalizado, por ejemplo, plátanos, cerezas o arándanos, y también sirope de arce, frutos secos y canela.

Aunque si no quieres renunciar a tu *muesli* hay una solución: preparártelo tú mismo. Opta por ingredientes fáciles de digerir. Haz la mezcla en un recipiente relativamente grande con tapa y agita bien el contenido un par de veces. Así podrás saborear un desayuno bien conseguido. Es evidente que nadie te ahorrará la tarea de masticar, pero te librarás de los gases, seguro.

Los edulcorantes

Ahora vamos con una advertencia muy seria: ¡Cuanto más lejos de los edulcorantes, mejor! Estas sustancias sintéticas son sucedáneos del azúcar con un potencial de edulcoración muy superior al de la sacarosa y, por lo tanto, no ayudan a superar el hábito de comer dulces.

Los primeros edulcorantes se introdujeron en el mercado a finales del siglo XIX y, en un principio, su uso quedó restringido estrictamente a las farmacias y a las personas con diabetes. Los edulcorantes pueden activar receptores —células sensitivas específicas— que informan al páncreas de que el azúcar está en camino. Entonces, este órgano produce insulina, un principio activo encargado de canalizar el azúcar esperado hacia las células que lo necesitan como alimento.

Ahora bien, como lo que llega es un sucedáneo, al canalizar hacia las células el azúcar residual existente en la sangre se producirá una bajada de glucosa y nos entrará hambre. Estos mecanismos son los responsables de que los edulcorantes estén ligados al aumento de peso. Por esta razón hace ya décadas que se emplea en la producción industrial de cerdos.

Pero esto no es todo. La insulina, que es responsable del reparto de glucosa, bloquea la producción de grasas. Pues, efectivamente, sería un dispendio movilizar grasa almacenada cuando se está absorbiendo azúcar, aunque solo sea en apariencia. Por lo tanto, también será difícil perder grasa aun cuando se coma poco.

Las investigaciones de Jotham Suez y sus colegas del Weizmann Institut of Science de Israel confirmaron la sospecha que numerosos diabetólogos habían albergado durante mucho tiempo, a saber, que el edulcorante podía convertirse en el desencadenante de la enfermedad. En un ensayo con animales modificaron su flora intestinal con edulcorantes. Y el organismo de los animales empezó a producir afanosamente glucosa a partir de todos los azúcares residuales para ponerla a disposición del organismo. El resultado fue que los ratones desarrollaron trastornos metabólicos.

El análisis de un gran estudio europeo sobre alimentación que se hizo en el año 2015 demostró que un vaso diario de cualquier bebida gaseosa eleva el riesgo de diabetes en un 21%. No importa si está endulzado con azúcar o con edulcorante.

Hace muchos años que se discute sobre si los edulcorantes tienen un efecto cancerígeno. Hasta el momento se ha constatado un ligero aumento en el riesgo de cáncer de vejiga. Además, una afirmación de estas características solo sería fiable si la sustancia edulcorante tuviera una larga presencia en el mercado, y en muchos casos ni siquiera es así.

También la estevia, una planta con una capacidad edulcorante hasta 450 veces superior al azúcar, se incluye entre los edulcorantes.

Esta «planta dulce» proviene de Sudamérica, donde los pueblos indígenas la emplean en pequeñas cantidades para endulzar.

Gracias a unas investigaciones realizadas en 1982 se pudo demostrar que tiene efectos cancerígenos y se impidió la autorización para su consumo durante varias décadas. Hasta el año 2011 no fue autorizada en Europa. «La estevia es natural», reza el argumento más importante con el que se defiende su venta. Pero un producto natural no tiene por qué ser necesariamente sano.

Repito: a la vista de los efectos mencionados sobre el intestino y el metabolismo, conviene evitar los edulcorantes. Será mejor recurrir a otros productos alimenticios, como el azúcar de caña o mascabado, la miel, el sirope de agave u otros productos alimenticios similares.

La alimentación vegana

Las personas no prescinden de los alimentos de origen vegetal por motivos de salud, sino por su manera de ver el mundo. A lo largo de su historia evolutiva, el ser humano siempre ha consumido productos de procedencia animal en cierta medida. Por tanto, esta dieta carece de un componente que ha estado presente durante milenios.

Sin embargo, todavía no hay suficientes estudios al respecto para valorar de manera concluyente sus repercusiones en materia de salud.

Los veganos suelen presentar en la sangre un nivel más elevado de homocisteína, un aminoácido natural endógeno que puede deteriorar los vasos sanguíneos y provocar trastornos de demencia en la vejez cuando no se degrada lo suficiente. Para su síntesis necesitamos la vitamina B_{12}, una sustancia que los veganos absorben en muy poca cantidad con esta dieta alimenticia. Se ha visto que el nivel de homocisteína disminuye cuando se administra esta vitamina, pero, como se desconoce aún si estamos ante una especie de remedio de laboratorio, el asunto sigue siendo controvertido.

Es probable que otras sustancias tampoco se absorban con la alimentación vegana en cantidades suficientes, ya que no se han estudiado todas.

Si sigues esta clase de dieta, conviene que estés informado acerca de las investigaciones científicas más recientes en este ámbito, con el fin de no pasar por alto posibles inconvenientes para la salud que quizás hoy aún se desconocen.

La alimentación vegetariana

Un vegetariano prescinde de todos los productos alimenticios que proceden de animales muertos. Pero, a diferencia de los veganos, los huevos, y a menudo también muchos productos lácteos, figuran en la dieta como importantes fuentes de proteínas y vitaminas.

Es absolutamente indiscutible que los vegetarianos son más sanos. Entre este grupo hay menos casos de hipertensión, infarto de miocardio y diabetes, y menos reuma. Y hasta viven más años si al mismo tiempo evitan el alcohol, el tabaco, el azúcar y excesivos productos lácteos.

El intestino de un vegetariano estará agradecido a su dueño por la mayor ingesta de verduras. Pues la abundancia de fibra favorece una buena motilidad intestinal, un factor esencial para evitar la aparición de divertículos y el cáncer intestinal.

Pero ni siquiera en el caso de la alimentación vegetariana se puede obviar el problema de la cantidad. Se recomienda precaución en cuanto al consumo de alimentos crudos poco digestivos. La cantidad debe estar en consonancia con la capacidad de rendimiento intestinal. Las flatulencias son una prueba contundente de que hemos comido demasiado.

Además de los alimentos crudos, el elevado consumo de productos lácteos también puede ser una fuente de problemas de salud para los vegetarianos. Las investigaciones en Europa y Asia han reflejado interesantes diferencias: los vegetarianos europeos tienen los huesos débiles y, salvo el cáncer intestinal, esta enfermedad es tan frecuente como en las personas que comen carne. No sucede así en Asia, donde los productos lácteos apenas se consumen.

El azúcar

Anteriormente ya nos hemos referido a los edulcorantes, pero ahora vamos con el azúcar, nuestro producto alimenticio predilecto a tenor de su exitosa historia: a finales del siglo XIX, el consumo de azúcar se situaba en unos seis kilos por persona, mientras que cien años más tarde ya se consumían 40 kilos. Aunque estas cifras no han experimentado cambios notables desde entonces hasta hoy, hay que añadir además todos los nuevos proveedores de azúcar. Junto a los edulcorantes, la sacarosa y la fructosa están presentes en una variedad interminable de productos alimenticios; después de todo, la industria es consciente de que el azúcar es un componente de agradable sabor. Solo en Estados Unidos se consumen 30 kilos de sirope de fructosa por persona al año.

Todos saben que el azúcar es un producto tóxico; los perjuicios que el azúcar causa al organismo son tan numerosos como los que provocan el alcohol y los cigarrillos. No solo favorece la aparición de enfermedades cardiovasculares o metabólicas, sino también, por supuesto, también la caries.

No debemos olvidar que en la industria a menudo se emplea el azúcar para dar sabor a alimentos pobres en sustancias vitales, si bien resulta difícil identificar qué lesiones produce el azúcar propiamente y qué otras son producto de una alimentación de escasa calidad.

Ingerido en gran cantidad, altera la flora intestinal hasta el extremo de desencadenar las consecuencias que ya conocemos. Pero la pregunta es: ¿a qué llamamos gran cantidad?

A este respecto hay cifras bien documentadas: si bebes diariamente un litro de tu refresco procesado favorito para apagar la sed, estarás consumiendo 36 kilos de azúcar al año. Para igualar esta cantidad con chocolate, suponiendo que eligieras el negro, deberías comer unos cien kilos. ¡Estaríamos hablando de dos kilos de chocolate a la semana!

Pero ni siquiera el azúcar que contiene un litro de limonada basta para contabilizar ni mucho menos el que se llega a consumir en un día. A esta cantidad debemos añadir también la de los yogures de fruta, los chocolates y la bollería, así como toda clase de productos que incluyen azúcar de manera encubierta. Pero, a menos que leas detenidamente la letra pequeña de las etiquetas, difícilmente te darás cuenta.

Veamos ahora qué se entiende por un consumo saludable de azúcar. Es bastante sencillo: evita las bebidas procesadas y los yogures de fruta. No comas ni dulces ni golosinas entre las comidas; así no solo le darás un descanso a tu sistema digestivo, sino especialmente al páncreas.

Por lo demás, puedes disfrutar con toda tranquilidad de tu postre o de tu onza de chocolate con el café después de comer. Esta fracción no es veneno, sino que más bien sube el estado de ánimo. Es la cantidad lo que convierte el azúcar en un veneno.

El ayer y el presente del consumo de algunos productos alimenticios en los adultos:	
En 1860, el consumo de leche por persona era	0 litros
En 2012, el consumo de leche por persona ascendía a	90 litros
En 1850, el consumo de carne por persona era	20 kg
En 2013, el consumo de carne por persona ascendía a	80 kg
En 1850, el consumo de pan por persona era	250 kg
En 2012, el consumo de pan por persona ascendía a	80 kg
En 1860, el consumo de azúcar por persona era	4 kg
En 2012, el consumo de azúcar por persona ascendía a	35 kg
En 1850, el consumo de fibra alimenticia por persona era	28 kg
En 2013, el consumo de fibra por persona ascendía a	7 kg

Lo mejor llega al final

No te costará mucho mejorar tu estado de salud por la vía del intestino. Te ayudará mucho todo lo que has aprendido sobre el ciclo digestivo. Tal vez seas uno de los afortunados que solo necesita introducir algunos cambios en su dieta. En cambio, si en materia de alimentación te has equivocado tanto que ya no te puedes equivocar más, será mejor que vayas paso a paso. Ejercitar la masticación requiere cierta medida de resistencia y constituye una de las tareas más difíciles. Tal vez no pasarás a formar parte del grupo de personas que mastican bien de la noche a la mañana, pero te encontrarás mejor cada semana que pase. Acostumbrarse a una cena frugal y evitar picar entre horas es cuestión de disciplina. Y, si no siempre conseguimos nuestro objetivo, tampoco es una tragedia. Las personas somos animales de costumbres. Cuando hayas pasado unas pocas semanas sin picar entre horas, te preguntarás cómo era posible que antes te pasaras el día comiendo.

Trata de seguir este plan de 10 días para revitalizar tu intestino al menos una vez al año. Así serás capaz de subsanar poco a poco muchos errores insignificantes y otros más serios que se cometen con frecuencia.

Básicamente puedes comer casi todo lo que quieras, siempre que aprendas a discernir la medida justa. Tan pronto como tu intestino vuelva a estar en forma, él mismo te hará saber qué te sienta bien o mal.

He escrito este libro para cubrir un hueco en este campo de la medicina divulgativa, tal como he constatado con mis pacientes en la consulta miles de veces. En todo momento he pretendido mostrar al lector una vía fácil para mejorar su salud. ¡Te deseo mucho éxito en tu empeño!

Agradecimientos

Sin tu ayuda inicial, querido Charles, este libro no habría visto la luz. También quiero darles las gracias a mis amigos Robert y Nils por estar a mi lado en los momentos en que los necesitaba para reconducir el hilo y allanar la comprensión.

A Jürgen, Fredy, Christine, Lothar y a mi hermana Astrid, os agradezco vuestro tiempo y los valiosos consejos que me habéis dado.

Mi sincera gratitud, Justine, por tu fabulosa capacidad para crear las ilustraciones más importantes en el último minuto, mientras yo me entregaba en libertad al ejercicio de la escritura durante semanas.

Quisiera agradecer a mi editor, el señor Strasser y a la señora Olzog la confianza que han depositado en mi persona. Vaya aquí mi agradecimiento también para la señora Buergel-Goodwin, por el trabajo sobre mi manuscrito, así como para todos los colaboradores de la editorial que han invertido tiempo y energía en mi libro.

Gracias a todos mis pacientes, pues su deseo de leer todo cuanto les he transmitido en nuestras conversaciones y charlas siempre me ha animado.

Asimismo, doy las gracias a todos los colaboradores del Centro F. X. Mayr de Bodensee, por encargarse de la salud de mis pacientes cuando yo me ausentaba para escribir.

Fuentes y bibliografía de referencia

1. Por los caminos de la digestión: guías de viaje

Bollinger, R. *et al.* «Biofilms in the Large Bowel Suggest an Apparent Function of the Human Vermiform Appendix.» *J Theor Biol.* 21 de diciembre de 2007, 249 (4), pp. 826-831.

Fletcher, H. *Die Esssucht und ihre Bekämpfung*, Holze & Pahl Verlag, 1911.

Hirano, Y. y Onozuka, M. «Chewing and cognitive function.» *Brain and Nerve.* 2014, 66(1), pp. 25-32.

Kokkinos, A., Le Roux, C. W., Alexiadou, K., Tentolouris, N., Vincent, R. P., Kyriaki, D. *et al.* «Eating Slowly Increases the Postprandial Response of the Anorexigenic Gut Hormones, Peptide YY and Glucagon-Like Peptide-1.» *The Journal of clinical endocrinology & metabolism.* 2013, 95(1), pp. 333-337.

Mayr, F. X. *Die Darmträgheit. Stuhlverstopfung. Studien über ihr Wesen und ihre Folgen, ihre Ursachen und radikale Behandlung*, Verlag Neues Leben, séptima edición, 1986.

Sikirov, D. D. y Sikirov, D. «Comparison of Straining During Defecation in Three Positions: Results and Implications for Human Health.» *Digestive Diseases and Sciences,* 2003, 48(7), pp. 1201-1205.

2. Desvíos: cuando el intestino enferma, nos enfermamos

Campbell, T. C. *El estudio de China*. Sirio editorial, 2012.

Catassi, C., Bai, J. C., Bonaz, B., Bouma, G., Calabrò, A., Carroccio, A. *et al.* «Non-Celiac Gluten sensitivity: the new frontier of gluten related disorders.» *Nutrients.* 2013, 5(10), pp. 3839-3853.

Cummings, J. H., y Macfarlane, G. T. «The control and consequences of bacterial fermentation in the human colon.» *Journal of Applied Microbiology.* 1991, 70(6), pp. 443-459.

Drago, S., Asmar, El, R., Di Pierro, M., Clemente, M. G., Tripathi, A., Sapone, A., *et al.* «Gliadin, zonulin and gut permeability: Effects on celiac and non-celiac intestinal mucosa and intestinal cell lines.» *Scandinavian Journal of Gastroenterology.* 2006, 41(4), pp. 408-419.

Jarisch, R.: *Histamin-Intoleranz Histamin und Seekrankheit*, Thieme Verlag, 2004.

Kellogg, J. H., *Autointoxication or Intestinal Toxemia*, The Modern Medicine Publishing Co. 1918.

Koeth, R. A., Wang, Z., Levison, B. S., Buffa, J. A., Org, E., Sheehy, B. T. *et al.* «Intestinal microbiota metabolism of L-carnitine, a nutrient in red meat, promotes atherosclerosis.» *Nature Medicine.* 2013, 19(5), pp. 576-585.

Lammers, K. M. *et al.* «Gliadin Induces an Increase in Intestinal Permeability and Zonulin Release by Binding to the Chemokine Receptor CXCR.» *Gastroenterology.* Julio de 2008, 135(1), pp. 194-204.

Mayer, E. A. «Gut feelings: the emerging biology of *gut-brain* communication.» *Nature Reviews.* 2011, 12(8), pp. 453-466.

Michaëlsson, K. *et al.* «Milk intake and risk of mortality and fractures in women and men: cohort studies.» *BMJ.* 2014 Octubre, 349, pp. 6015.

Roemheld, L. *Über die Wechselbeziehungen der inneren Organe im menschlichen Körper, mit besonderer Berücksichtigung des Magens.* Ferdinand Enke, Stuttgart, 1928.

Rollinger M. *Milch besser nicht*, JOU-Verlag, 2004.

Sander, F. *Die Darmflora in der Physiologie, Pathologie und Therapie des Menschen*, Hippokrates Verlag, 1948.

Smith, C., Hancock, H., Blake-Mortimer, J. y Eckert, K. «A randomised comparative trial of yoga and relaxation to reduce stress and anxiety.» *Complementary Therapies in Medicine,* 2007 15(2), pp. 77-83.

Tang, W. H. W., Wang, Z., Levison, B. S., Koeth, R. A., Britt, E. B., Fu, X. *et al.* «Intestinal microbial metabolism of phosphatidylcholine and cardiovascular risk.» *The New England Journal of Medicine,* 2013, 368(17), pp. 1575-1584.

Tatar, G., Elsurer, R., Simsek, H., Balaban, Y. H. «Screening of tissue transglutaminase antibody in healthy blood donors for celiac disease screening in the Turkish population». *Digestive Diseases and Science,* 2004, 49(9), pp. 1479-1484.

3. Por el buen camino: el plan de acondicionamiento físico para tu intestino

Bae, S., Ulrich, C. M., Neuhouser, M. L. y Malysheva, O. «Plasma choline metabolites and colorectal cancer risk in the Women's Health Initiative Observational Study.» *Cancer Research.* 2014, 74(24), pp. 7442-7452.

Bäckhed, F. «Meat-metabolizing bacteria in atherosclerosis.» *Nature Medicine,* 2013, 19, pp. 533-534.

Blaser, M. J. «Missing Microbes: How the Overuse of Antibiotics Is Fueling Our Modern Plagues.» Picador, 2015.

Brown, R. J. y Rother, K. I. «Non-nutritive sweeteners and their role in the gastrointestinal tract.» *The Journal of Clinical Endocrinology and Metabolism,* 2012, 97(8), pp. 2597-2605.

Fagherazzi, G., Vilier, A., Saes Sartorelli, D., Lajous, M., Balkau, B., y Clavel-Chapelon, F. «Consumption of artificially and sugar-sweetened beverages and incident type 2 diabetes in the Etude Epidémiologique auprès des femmes de la Mutuelle Générale de l'Education Nationale — European Prospective Investigation into Cancer and Nutrition cohort.» *The American Journal of Clinical Nutrition.* 2013, 97(3), pp. 517-523.

Fodor, J. G., Helis, E., Yazdekhasti, N. y Vohnout, B. «Fishing» for the origins of the «Eskimos and heart disease story: facts or wishful thinking?.» *The Canadian Journal of Cardiology.* 2014, 30(8), pp. 864-868.

Kwok, C. S., Umar, S., Myint, P. K., Mamas, M. A. y Loke, Y. K. «Vegetarian diet, Seventh Day Adventists and risk of cardiovascular mortality: A systematic review and meta-analysis.» *International Journal of Cardiology,* 2014, 176(3), pp. 680-686.

Lee, C., y Longo, V. D. «Fasting vs dietary restriction in cellular protection and cancer treatment: from model organisms to patients.» *Oncogene*. 2011, 30(30), pp. 3305-3316.

Longo, V. D. y Fontana, L. «Calorie restriction and cancer prevention: metabolic and molecular mechanisms.» *Trends in Pharmacological Sciences*. 2010, 31(2), pp. 89-98.

Manz, F., «Hydration and disease.» *Journal of the American College of Nutrition*. 2007, 26(5 Suppl), S. 535S.-541S.

Mayr, F. X. *Die Darmträgheit. Stuhlverstopfung. Studien über ihr Wesen und ihre Folgen, ihre Ursachen und radikale Behandlung*, Neues Leben, séptima edición, 1986.

McCay, C. M. «Effect of Restricted Feeding Upon Aging and Chronic Diseases in Rats and Dogs.» *American Journal of Public Health and the Nations Health*, 1947, 37(5), pp. 521-528.

Rizos, E. C., Ntzani, E. E., Bika, E., Kostapanos, M. S. y Elisaf, M. S. «Association Between Omega-3 Fatty Acid Supplementation and Risk of Major Cardiovascular Disease Events: A Systematic Review and Meta-analysis.» *Jama*, 2012, 308(10), pp. 1024-1033.

Sander, F. *Der Säure-Basenhaushalt des menschlichen Organismus*, Hippokrates Verlag, 1953.

Soffritti, M., Padovani, M., Tibaldi, E., Falcioni, L., Manservisi, F. y Belpoggi, F. «The carcinogenic effects of aspartame: The urgent need for regulatory re-evaluation». *American Journal of Industrial Medicine*. 57(4), pp. 383-397.

Suez, J., Korem, T., Zeevi, D., Zilberman-Schapira, G., Thaiss, C. A., Maza, O. *et al* «Artificial sweeteners induce glucose intolerance by altering the gut microbiota». *Nature*, 2014, 514(7521), pp. 181-186

Wang, X., Ouyang, Y., Liu, J., Zhu, M., Zhao, G., Bao, W. y Hu, F. B. «Fruit and vegetable consumption and mortality from all causes, cardiovascular disease, and cancer: systematic review and dose-response meta-analysis of prospective cohort studies.» *British Medical Joournal*, 2014, 349 (jul29 3), pp. g4490-g4490.

Widmer, R. J., Flammer, A. J., Lerman, L. O. y Lerman, A. «The Mediterranean Diet, its Components, and Cardiovascular Disease.» *The American Journal of Medicine*, 2014, 128(3), pp. 229-238.

Yudkin, J. *Pure, White and Deadly. How Sugar is killing us and what we can do to stop it.* Penguin Books, 2012.

ECOSISTEMA DIGITAL

NUESTRO PUNTO DE ENCUENTRO

www.edicionesurano.com

2 AMABOOK
Disfruta de tu rincón de lectura
y accede a todas nuestras **novedades**
en modo compra.
www.amabook.com

3 SUSCRIBOOKS
El límite lo pones tú,
lectura sin freno,
en modo suscripción.
www.suscribooks.com

DISFRUTA DE 1 MES
DE LECTURA GRATIS

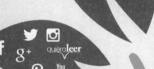

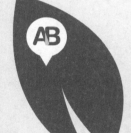

1 REDES SOCIALES:
Amplio abanico
de redes para que
participes activamente.

4 APPS Y DESCARGAS
Apps que te
permitirán leer e
interactuar con
otros lectores.

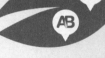